快乐减肥数学

黄国辉 —— 著

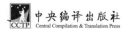
中央编译出版社
Central Compilation & Translation Press

图书在版编目 (CIP) 数据

快乐数学减肥 / 黄国辉著 . -- 北京 : 中央编译出版社 , 2023.9
ISBN 978-7-5117-4427-2

Ⅰ . ①快… Ⅱ . ①黄… Ⅲ . ①减肥—青年读物 Ⅳ . ① R161-49

中国国家版本馆 CIP 数据核字（2023）第 084683 号

快乐数学减肥

责任编辑	李媛媛	
责任印制	李　颖	
出版发行	中央编译出版社	
地　　址	北京市海淀区北四环西路 69 号（100080）	
电　　话	（010）55627391（总编室）　　（010）55627319（编辑室）	
	（010）55627320（发行部）　　（010）55627377（新技术部）	
经　　销	全国新华书店	
印　　刷	佳兴达印刷（天津）有限公司	
开　　本	880 毫米 × 1230 毫米 1/32	
字　　数	144 千字	
印　　张	6	
版　　次	2023 年 9 月第 1 版	
印　　次	2023 年 9 月第 1 次印刷	
定　　价	65.00 元	

新浪微博：@中央编译出版社　　微　　信：中央编译出版社（ID：cctphome）
淘宝店铺：中央编译出版社直销店（http://shop108367160.taobao.com）（010）55627331

本社常年法律顾问：北京市吴栾赵阎律师事务所律师　　闫军　　梁勤
凡有印装质量问题，本社负责调换，电话：（010）55626985

▌感受数学减肥之美

　　没想到，一个令全球数亿人困扰的减肥难题，在作者的笔下竟然有如此独到的视角，一个函数、几个公式就可以把减肥的理念、方法讲得清清楚楚。

　　作者说，从数学角度看，减肥就是在两点之间画一条线。翻开《快乐数学减肥》一看，还真是这么回事。当前体重、目标体重分别是起点、终点的纵坐标，各自对应的时间是横坐标，减肥的过程就是在这两点之间画出一条"完美曲线"。

　　作者给出的目标函数是美的，因为它符合黄金分割率0.618这个国际审美标准，这是理论的完美，是科学之美、数学之美；按照这个理论去实践，获得的结果更美，那是人见人爱的身材之美、健康之美，是男神、女神之美，更是成功之美。

　　这本书有浓浓的数学味道。不但用函数、公式告诉你减多少、用多长时间、怎么减，还用严谨的数学方法给出了体重底线、体重反弹等重要概念的精确定义。而书中大量的数据采集、分析，更是把数学知识、数学方法的运用发挥得淋漓尽致。

这本书有甜甜的哲学味道。 作者用一个简单方程$x-y=4.5$，便深入浅出地揭示了饮食和运动的对立统一关系；把食物产生的热量、运动消耗的热量折算为重量，揭示它们对体重的影响，让我们领略了事物之间联系的普遍性，找到了打开减肥成功之门的钥匙。我们确实需要反思：减肥者数以亿计，为什么大多数没有成功？或许正如作者所说，你离减肥成功只差一个数学方法。

这本书有纯纯的创新味道。 作者提出评价胖瘦还应考虑"腰围与身高之比"，这个比值的理想值是0.5；他还用函数的凸性解读体重反弹的根源，这个创新观点或许能给减肥科学以振聋发聩的启示。或许，像胖瘦标准、体重反弹这样的概念，本就应该用数学形式来做出精准、简洁的解释。

这本书不仅能让读者感受到数学减肥之美，而且能够让读者感觉有趣。作者用简洁、通俗的文字让我们领悟到，减肥如同溜滑梯，溜得舒服，减肥自然就成功了。这个"滑梯"的设计，和伽利略提出的"最速降线"有关，而且这么深奥的问题竟然可以用大众熟知的二次函数（抛物线）轻松解决。

可以说，这是一本实用的减肥教科书。它主张从减肥的实质出发，用数据引导行为，降低对意志力、自控力的要求。按照这个方法去做，离减肥成功就不远了。

王岚

（数学博士，广东省政协委员、深圳市政协常委、广东省总商会副会长）

▍神奇的"滑梯"

有一个现象很有意思，小朋友都喜欢溜滑梯，一次、二次、三次……不厌其烦，乐此不彼。这是为什么呢？从儿童心理角度看，一是刺激，体验勇敢；二是舒适，体验快乐。

舒适比刺激更讨小朋友喜欢。试想，直接从高处跳到低处，不是更刺激、更勇敢吗？但孩子们更喜欢在起点和终点之间有个滑槽托着，享受滑行的快感。

笔者发现，减肥过程和溜滑梯有着惊人的相似。体重从97kg下降到75kg，也应该有个"滑梯"托着。

数学方法是解决肥胖问题的最佳策略。减肥是体重数据不断下降直到目标实现的过程。在这个过程中，体重W和时间t形成了一种对应关系，这正是数学中的函数关系：$W=f(t)$。显然，体重函数$W=f(t)$的图像决定着减肥的成败：体重数据忽高忽低、杂乱无章，减肥难免失败；体重数据遵循某种科学规律，函数图像接近某个单调递减的初等函数，减肥必定成功。这个初等函数正是数学减肥研究的主攻目标。经过理论研究和实践验证，笔者解决了上述问题，找到了科学减肥的最佳路径：二次函数（局部）正是影响减肥成败的那个初等函数，是用以减肥的"滑梯"。

本书介绍的"滑梯减肥法"有三点创新之处：

第一，新工具。指出体重下降过程应该像溜滑梯那样先快后慢，这是让人减肥不痛苦、不反弹的根本原因。

第二，新概念。提出饮食数感、目标趋近度等新概念，并给出体重底线、反弹等关键概念的数学定义，使减肥者在漫长的减肥过程中能清楚地知道离成功还有多远、需要坚持多久。

第三，新理念。即数学减肥理念，此理念倡导"数据引导行为"。除1%的成功者之外，99%的减肥失败者其实都是差一点就成功了，这个"差一点"就是数学方法。

数学对于减肥最重要的作用是：告诉你什么是可能的，什么是不可能的。减肥一定不能违背科学规律，不能急于求成。对此，本书的观点是谨慎的：用一年时间（52周）减去当前体重的13%切实可行，其过程让人感觉舒适，而且便于控制反弹。

快乐数学减肥建立在科学的理论基础之上，其有效性正在由越来越多的人实践验证。这种验证容易复制，只要照着去做就能成功。

但是别急，启动减肥行动之前，需要花1—3周时间做准备，主要采集如下三组基础数据：①体重、腰围、臀围等数据；②基础代谢率分别按热量、重量计算的数据；③饮食量、运动量等数据。

表1是减肥过程中最重要的数据采集表，其中累计时间是指累计减肥周数，BMI表示体重指数（BMI=W/H^2），C/H表示腰围与身高之比，腰臀比即腰围与臀围之比。体脂率的测量，有条

件时可以用专业仪器，图方便则可以用体脂秤，或者套公式：
女性体脂率=（74C−0.082W−34.89）÷W×100%，男性体脂率=
（74C−0.082W−44.74）÷W×100%。

表1是减肥过程中最重要的数据采集表，其中累计时间是指累计减肥周数，BMI表示体重指数（BMI=W/H²），C/H表示腰围与身高之比，腰臀比即腰围与臀围之比。

体脂率的测量，有条件时可以用专业仪器，图方便则可以用体脂秤，或者套公式：女性体脂率=（74C−0.082W−34.89）÷W×100%，男性体脂率=（74C−0.082W−44.74）÷W×100%。

第一组　　　　表1　体重、腰围等动态数据采集表

累计时间	体重kg（W）	身高m（H）	BMI	腰围m（C）	C/H	臀围m	腰臀比	体脂率
0周								
13周								
26周								
52周								

表1的数据采集如用Excel表格，我们只需填写体重、身高、腰围、臀围4个数据，其他数据可以通过设定计算公式自动生成。在准备周（第0周），我们只需填写表1的第一行，其中体重的数据是这一周7天数据的平均值。

值得注意的是，各种减肥书籍和专家们只关注到BMI、体脂率、

腰臀比，却不理会腰围身高比（C/H）。[1]

第二组　　　　　　　表2　基础代谢率数据采集表

算法	计算公式	数量	单位
通用算法	女性：Q=661+9.6×体重(kg)+1.72×身高(cm)–4.7×年龄		Kcal
	男性：Q=67+13.73×体重(kg)+ 5×身高(cm)–6.9×年龄		Kcal
创新算法	W=连续21天"（晚上临睡前体重-早上起床后体重)÷睡眠小时数×24"的平均值		g

本书建议：饮食量≤基础代谢率。我们很难测算全天饮食所含热量，但可以按表2创新算法所得W值控制饮食重量，此算法要求晚餐不过量饮食且睡前3小时不喝水（详见第20节）。

对于表3，同样需要采集1—3周（7—21天）数据，算出平均值。这个表以"慢吃六分饱、快走一万步"为标准，解决饮食量与运动量的平衡问题，相关论述详见第12节。

第三组　　　　　　　表3　饮食量、运动量等基础数据采集表

变量	计算公式	数量	参考值
饮食饱和度	x=当天饮食总量(g)÷按创新算法得到的基础代谢率(g)×7		6
运动量	y=当天运动消耗热量(kcal)÷慢走1万步消耗热量(kcal)		1.5
减肥自变量	$\triangle x=x-y-6$		–1.5

1　笔者认为，最佳腰围身高比是0.5，即2C=H，而不是单纯考虑腰围数据（男性不超过85cm、女性不超过80cm）。参见第8节、第9节。

这些数据采集准备好了，我们便可以开启"溜滑梯之旅"。

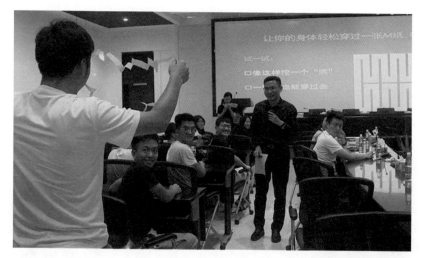

欢乐的数学减肥课堂

目　录

理念
顺其自然

第一章

方法
数据导航

第二章

坚持
水滴石穿

反思
大道至简

第一章

理念

顺其自然

尊重规律、顺其自然才能快乐，
乐观、自信才能最终走向成功。

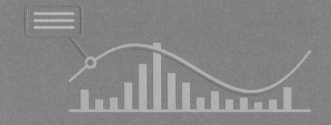

儿童乐园的设施各不相同，但有共同之处：都有滑梯。这是因为孩子们都喜欢滑梯，很享受滑行的乐趣。可是，为什么滑梯能让儿童如此快乐呢？要是减肥也像溜滑梯一样，让体重数据快乐地下滑，该多好啊！

讲数学减肥，为什么加"快乐"二字？因为几乎所有的减肥失败都源于放弃，而放弃的原因是感觉"不快乐"。尊重规律、顺其自然才能快乐，乐观、自信才能最终走向成功。

在这本书里你将看到，减肥的自然规律其实是"最速降线"理论，减肥过程就像溜滑梯。本书最重要的贡献，就是告诉你"减肥滑梯"是个什么样子，并把它制造出来，交给你使用。

本书阐述的道理是：合理地安排减肥所需要的时间，科学地设定你每周的目标体重，通过饮食、运动的平衡，确保每周实际体重与目标体重之差（简称体重差额）的绝对值尽可能小，最大值不超过0.5kg，且尽量使减肥全程体重差额均值的绝对值不超过0.1kg，那么减肥必定成功。

1. 从数学角度看减肥

　　宇宙之大，粒子之微，火箭之速，化工之巧，地球之变，生物之谜，日用之繁，无处不用数学。数学的运用十分广泛，可以用于IT领域、择偶以及许多方面，当然也可以用于减肥，而且是解决减肥这个世界难题的好方法。

　　数学家有一个习惯，在处理一个复杂问题的时候，常常从最简单的情况起步走。而且，在解决简单问题的时候，往往会找到解决复杂问题的钥匙。

　　减肥的本质是什么？有人说，减肥就是减重；也有人说，减肥就是减脂；但在数学工作者看来，减肥就是"在两点之间画一条线"。那么，是怎样的"两点"，又是怎样的"一条线"呢？

　　图1是一个直角坐标系。图中点A（0,62）表示当前体重为62kg，点B（52，54）表示一年（52周）后的目标体重为54kg，那么减肥过程就是在这两点之间画一条线。

　　减肥过程的表述这么简单吗？是的，就这么简单。站在数学家的角度看问题，减肥这个看上去十分复杂、令人烦恼的问题，完全可以用如此简练的数学语言来表述。

　　亲爱的读者，假如你就是这个想把体重从62kg减到54kg的人，你

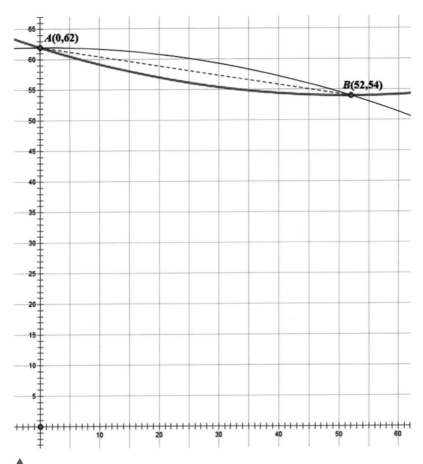

▲
图1 两点之间可以画很多条线

是否想过：需要在点A和点B之间画一条线（构造一个目标函数），并以此作为你减肥过程中体重轨迹的参照标准呢？

　　如果你就是这么想的，那么你已经向成功减肥迈出了最关键的第一步。接下来要考虑的是，这条线怎么画？

图1中画了三条线，分别代表三种思路：

路径1：上面那条灰色细线，是一个凸函数（也叫上凸函数）的图像，代表你的减肥思路是先慢后快；

路径2：中间那条虚线，是一次函数图像（线段），代表你的减肥思路是均衡的（体重匀速下降）；

路径3：下面那条红色粗线，是一个凹函数（也叫下凸函数）的图像，代表你的减肥思路是先快后慢。

你会选择哪条线呢？[1]

本质上，减肥好比"一笔画"，无论过程多么曲折，都必须从当前体重W_0对应点（0，W_0）出发，到目标体重W_1对应点（t，W_1）结束，在两点之间画出一条符合科学规律的减肥曲线。这条减肥曲线如能用数学公式（函数解析式）表示，减肥者便能够随时知道自己当前的减肥目标。我们将看到，这条减肥曲线（体重目标函数）的走向、长度，是关乎减肥成败的核心要素。

当下最流行的减肥口号是：管住嘴，迈开腿。可是，这六字口号虽然响亮，但并不能让我们获得减肥成功，因为没有精确的数学表述，人们不知道应该吃多少、动多少，所以不少人简单粗暴地误解为"少吃多动"（参见第7节），不但没减成功，而且落下营养失衡、厌食症、内分泌紊乱等一堆毛病。

---

1 三种思路的区分和切线斜率的绝对值相关。设点P是体重曲线C上的动点，L是曲线C在点P的切线，其斜率为k（体重下降时k值为负数），则$|k|$表示体重下降速度。

设想点P沿着曲线C从点A运动到点B，不难发现：若C是上凸的，则$|k|$越来越大，即体重下降先慢后快；若C是下凸的，则$|k|$越来越小，即体重下降先快后慢；若C是直线，则$|k|$值不变，即体重匀速下降。

于是有人提出还需"吃动平衡"，但仍然不管用，因为这个观点只是解决了减肥的战术性问题之一。

　　读者将看到，影响减肥成败的战略问题是：减多少（$\triangle W$）、用多长时间 (t)、路径（目标函数）是怎样的？

2. 滑梯的启示

笔者从决定减肥的第一天起，就要求自己不要为减肥而减肥，而是把减肥当作一个科学实验。既然是科学实验，就得建立在科学的理论基础之上，没有理论支撑的实验很容易失败。

减肥的科学理论是什么呢？

假如计划用52周（一年）减10kg，那么路径是怎样的呢？人们习惯于"直线思维"：$10÷52≈0.2$，平均每周减0.2kg，一年即可减10kg；若平均每周减0.4kg，则只需半年。按照这个路径，减肥曲线就是直线（线段），即图1中的路径2。

对于减肥这个"两点一线"问题，线段是最佳路径吗？

一、问题的提出

笔者的减肥理论，是建立一个数学模型：事先设定一条体重曲线，并根据这条曲线对应的函数解析式，算出每周体重的目标值，然后参照这些目标值一步一步地减。也就是说，先设定一条轨道，然后沿着这条轨道走，使得实际体重与目标体重尽可能接近。要知道：连续向上偏离，说明减得不痛不痒，没有减到位；连续向下偏离，说明减得太猛，容易出现反弹。

预先设定的体重曲线，即体重目标函数，是指体重与时间（累计减肥周数）的对应关系。

体重目标函数是怎样的函数才最科学呢？对此，笔者经历了一个曲折、艰难的探索过程。

二、问题的解决（滑梯的启示）

首先可以肯定，理论上目标函数必须是单调递减函数，因为减肥过程中体重应该随着时间的增加而减轻，减到一定程度后便无法再减。所以笔者最先想到的是反函数，其次是对数函数，但实际数据与反函数、对数函数都不吻合。

于是，笔者把思考聚焦为：按照怎样的体重曲线减肥感觉最舒服？联想到小朋友都喜欢玩的滑梯（图2），豁然开朗：滑梯表面不是平直的，更不是上凸的，否则下滑时不舒服，速度也慢；滑梯被设计成下凸的，从这样的凹面滑下去，既快速又舒服。这正是我们需要的减肥轨道。

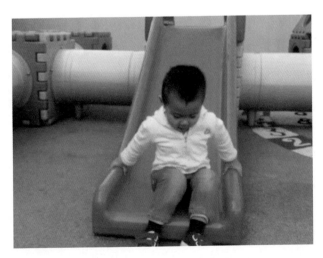

▲

图2　儿童都喜欢玩的滑梯

可是，减肥所需的"滑梯"是怎样的凹函数（下凸函数），怎样求它的函数解释式呢？

笔者联想到"最速降线"问题（伽利略在1630年提出）："一个质点在重力作用下，从一个给定点到不在它垂直下方的另一点，如果不计摩擦力，问沿着什么曲线滑下所需时间最短。"伽利略认为这条曲线是圆弧，但后人发现他的答案是错的。

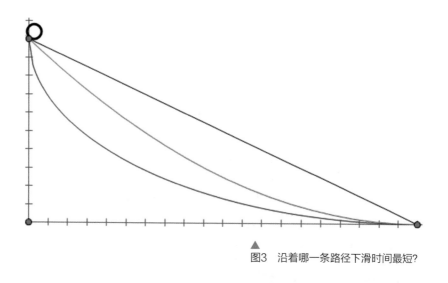

▲
图3　沿着哪一条路径下滑时间最短?

瑞士数学家约翰·伯努利在1696年再次提出这个最速降线问题，征求解答。次年已有牛顿、莱布尼兹、洛必达等多位数学家得到正确答案，结论是：这是一条摆线（图4）。

摆线又叫旋轮线、等速螺线，其参数方程为"$x=a(\theta-\sin\theta)$，$y=a(1-\cos\theta)$"，我们无法消去参数θ把它转化为普通方程。受此启发，笔者顿悟，体重下降曲线就是这样的最速降线：只需把图4中从原点到最高点的半条摆线，以横轴为对称轴向下翻折，再向上平移，就得到我们孜孜以求的减肥曲线。

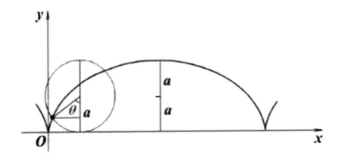

▲
图4　摆线是在直线上滚动的圆周上固定点的轨迹

　　可是，求出经过起点（0, W_0）、终点（t, W_1）且开口向上的摆线的函数解析式并作出其图像，谈何容易！

三、简化与改进

　　从一个点下滑到另一个点，不同轨道耗时不同。经实验，若设沿直线下滑时间为1分钟，则沿圆弧下滑需0.916分钟，沿抛物线下滑需0.914分钟，沿摆线下滑需0.913分钟（以上曲线都是下凸的）。抛物线与摆线的误差0.001只是0.913的千分之一，完全可以忽略不计。当然，用圆弧替代摆线误差也不大（大约千分之三），但圆弧对应的函数解析式比抛物线（二次函数）复杂多了，仅仅求出圆心坐标都很费劲。

　　上述探讨表明，用二次函数作为减肥目标函数是最恰当的。有趣的是，在借鉴"最速降线"解法之前，笔者在减肥进行到第13周时，已经发现自己的体重下降曲线非常接近抛物线，其趋势线方程和后来推导的"目标函数"解析式几乎一致。这种知行合一、殊途同归的妙趣，令笔者兴奋不已。

综上所述，我们得知：

结论1：从一个点下滑到不在它垂直下方的另一个点，按摆线下滑耗时最短。

结论2：抛物线与摆线非常接近，用抛物线代替摆线，误差只有千分之一，可忽略不计。

结论3：用二次函数（开口向上的左边半条抛物线）作为减肥目标函数是最恰当的减肥路径。

3. 身材可以回到20年前

从2017年起，笔者在深圳信息职业技术学院多次为师生义务举办减肥讲座，"快乐数学减肥"还被纳入了大一、大二学生选修课程。在2018年5月9日举办的教师专场，笔者讲道：

今天应邀来讲减肥，源于我发现了一种新的减肥方法"快乐数学减肥"，或叫"滑梯减肥法"。这个方法有三大好处：一是感觉舒服；二是成功率高；三是成功后不反弹。

也许各位老师要问：凭什么说你的减肥法是好的？你能证明给我看吗？我今天就是来证明给大家看的。我将让大家信服：快乐数学减肥的确是好的，而且很可能是最好的。

首先，我想告诉大家一个真理：时光不可能回到20年前，但体重（身材）可以。

我做到了。美国伊利诺伊大学终身教授朱为模先生认为，减肥目标实现并且持续两年体重稳定，才算减肥成功。照此说法，我成功了：我用一年时间，从72.8kg减到62.8kg，体重下降了13.7%；而且，第二年体重一直稳定在63kg与64kg之间，没有出现反弹。在PPT里我列举了减肥效果的6个标志（指标）：①体重减轻10kg；②体重指数由25.5降到22.0；③腰围由92cm降到83cm；④有了马甲线；⑤锁骨能夹鸡蛋；⑥心肌病不治而愈。最后一个指标令我特别兴奋，没想到减肥还能治心肌病！

我太太也做到了，她用42周减了7.5kg，体重下降了10.6%。她减肥成功的动力，来自外界强烈的刺激。很长一段时间，她在公交车上屡屡被年龄相仿的年轻人让座（以为她是孕妇），场面特别尴尬，所以她痛下决心减肥。在我的指导、帮助下，她成功了："水桶腰"变小蛮腰，"大象腿"变大长腿。

学校党委副书记、工会主席张武同志出席了这次讲座，并发表了幽默风趣的讲话：

有些人跟我说，张书记，您虽然胖，但不走样。但家属告诉我，确实胖，确实走样。所以很着急，今天也来参加这个讲座。

我每年都体检，体检之后还把体检报告拿给医院专家看。最近一次体检，专家只说了一个问题：你必须减肥。而且特别提醒我，腰带长、寿命短。这一说法让我很害怕！为什么呢？想想我们这么美丽的校园，想想这么多朝夕相处的老师，我就舍不得。所以，我就下定决心减肥。

我曾尝试运动减肥，经常打羽毛球，但体重并没有减下去；我也尝试过节食减肥，最后发现到了半夜饿得不行，还是吃了。在这个时候，国辉老师有一天来到我办公室，就像今天这样穿了一件黑色衬衫，我隐约看见了八块腹肌……我记得他以前不是这个样子。我就问他，你是怎么减肥的呢？原来他自创了一套"快乐数学减肥"方法。我就很好奇，想跟他学，正好他今天搞讲座，我就来了。我不但要当听众，而且要当"小白鼠"，亲身体验国辉老师的快乐数学减肥，从此过上快乐、美妙、健康的生活。

4. 成功率100%

如果有人告诉你，快乐数学减肥（滑梯减肥法）成功率100%，你相信吗？不，你很可能不相信。你甚至会质疑：这怎么可能，牛皮吹得太大了吧，减肥很难的。

人们只相信亲眼看见的事实，只相信完全理解、已经领悟的道理，只愿意按照自己坚信不疑的理念（理论）行动。因此，笔者特地在第一章用12节内容，来阐述本书的减肥理念。这里，试图用约1000字的简述让读者明白：理论上，"滑梯减肥法"可以助你减肥，并取得100%的成功。

一、理论科学：源自最速降线

你想把62kg的体重减到54kg，这就是在直角坐标系中，用52周时间，从点A（0,62）出发，到点B（52,54）结束，画出一条减肥曲线，这条"减肥曲线"是什么样子呢？前文用最速降线理论告诉你：这是一条摆线（旋轮线）。而抛物线和摆线非常接近（误差仅0.1%，可忽略不计），所以可用顶点为B（52,54）且经过点A（0,62）的抛物线替代。

二、结论完美：符合黄金分割

按照本书给出的目标函数去做，在速降期（第一阶段），你只用全程时间的0.382倍就能减去应减重量的0.618倍。

0.618和0.382（即1−0.618）都是黄金分割比，这两个美妙的数据诠释了"数学减肥法"的美学价值。也就是说，本书构造的目标函数（数学模型）符合黄金分割率，意味着这是最完美的设计。（参阅第32节"最美不过黄金比"）

三、不会反弹：印证长尾效应

不反弹是衡量减肥成功的重要标志。有过减肥体验的人都知道，一时减下去不难，难的是减到位，且不出现反弹。

滑梯减肥法可以控制反弹，这和抛物线底部（顶点的左邻域）函数值的变化量很小这个事实密切相关，即和滑梯减肥法倡导"先快后慢"减肥理念密切相关。

本书把减肥过程分为速降期、缓冲期、平稳期三个时期（参阅第31节），其中平稳期的时间和速降期的时间一样长。以笔者的减肥曲线（目标函数）为例，速降期和平稳期都是20周，速降期减重6.18kg，但平稳期内只减重1.4kg（"最后一公斤"就在这个时期，需要14周约100天）。在长达20周的时间内，体重只在很小的范围内变化，可以说饮食、运动都形成了比较稳定的习惯，或者说"肌肉记忆"已经建立了新的秩序——这正是用滑梯减肥法减肥体重不会反弹的根本原因。

简言之，滑梯减肥法不反弹，是因为它有一条"长尾"。

仅仅在减肥期间不反弹是不够的，还需要保持下去，即在减肥成功后的一年内，继续把体重控制在平稳期的上、下限之间。也就是说，把这条20周的尾巴再延长52周。

图5是笔者从减肥之日起历时两年的周平均体重走势图（延长到108周）。从图中可以看出，"长尾"部分的数据基本在上限64.2kg以下，只有第96周和第97周的数据轻微越线。其中最低体重是第52周的62.36kg，最高体重是第96周的64.5kg（当时在外地学习，天天被动吃自助餐，吃得比较多）。

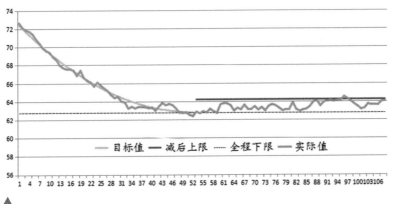

图5　有长尾　不反弹

减肥是一个系统工程，需要综合运用多学科知识。数学告诉你按照什么路径去减，给你设定每周目标，并指导你如何实现饮食与运动的平衡；医学、运动学告诉你怎么吃、怎么运动；而心理学告诉你如何训练自控力。

减肥过程中如果严重偏离目标轨道（失控），只需退回到当前体重在目标轨道上对应的位置，重新开始即可；即便再次失控，还可以继续退回到相应位置，再次重新开始……直到最后成功。这正是笔者提出"成功率100%"的关键理由。

坚持不一定能让你成功，因为如果你坚持的是错误方法，那么越坚持离成功越远；但如果你认定这是正确方法，就一定要坚持到底，这样的坚持一定会走向成功。

5. 要相信数学

减肥到底有多难？看一组数据就知道了。

先看肥胖、超重的人有多少？据《富态：腰围改变中国》披露，1982年中国只有7%的人超重；到1992年这一比例翻一番达到了15%；到2005年中国肥胖人士已经达到了7000万—9000万，并且每年以600万—1000万的人数激增。

中国学者的研究数据也支持上述结论。2017年9月，中国营养学会公布了历时两年完成的《中国肥胖预防与控制蓝皮书》。蓝皮书透露，我国成年人超重率达到30.1%,肥胖率达到11.9%；即4.4亿人超重，其中近1.3亿人肥胖。

美国的情况更糟糕。据《运动改造大脑》披露，美国65%的成年人体重超标或过度肥胖；30%的学生体重超标。

再看减肥成功率是多少？美国一家网站对数万名志愿者进行调查，真正能减肥成功，并且能将体重稳定两年的人只占1%。美国伊利诺伊大学终身教授、东南大学客座教授朱为模认为，有人口中天天喊减肥，完成起来相当困难,99%的人会失败。朱为模教授解释说，美国学界有个数字可供参考,减肥1年内保持体重减轻30磅（1磅=0.45公斤）左右才称得上减肥成功。有的人短时间内节食，体重突然下降5

斤、10斤，很快体重又反弹回到原点，这样不算减肥成功。

减肥成功率才1%——这个数据太令人难以置信了！但环顾身边的亲人、同学、同事、朋友，我们会惊讶地发现，减肥成功率确实不高。而且，关于减肥失败的语言特别丰富，最有趣的是这样一句："一懒众衫小。"

为什么减肥这么难？为什么减肥成功率这么低？对此专家们普遍从医学、运动学、心理学等角度进行解释，很少有人从数学的角度看问题。笔者认为，这是一个新的视角。

达·芬奇说："在科学上，凡是用不上数学的地方，凡是与数学没有交融的地方，都是不可靠的。"

要解决减肥这个世界难题，必须首先解决两个根本问题：

第一，把减肥当科学，建立"减肥学"学科，开设减肥课程；

第二，把数学融入"减肥学"，发挥数学对减肥的作用。

减肥需要积累海量数据，需要对数据进行科学分析，怎么可以忽视数学的作用呢？减肥学与数学融合才能生机勃勃。

万物皆数，有数学理论支撑的减肥方法能走得更远。

6. 让你的身体穿过一张A4纸

2017年5月，笔者应邀给深圳市光明新区女干部素质提升培训班讲课。课前安排了一个暖场游戏（限时5分钟）：在A4纸上挖一个"洞"，让自己的身体从这个洞里穿过去。学员们顿时兴奋起来，可她们哪里知道，这事通常只有1%的人能做到。

果然，只有一个学员做到了，她挖的洞不大，但足以让自己的身体穿过。经过反复尝试失败，许多学员放弃了。

为什么这个游戏会让人感觉很难，最终放弃尝试呢？根源就在于人们对"洞"的理解存在根深蒂固的误解，以为洞就是"孔"，即在一个平面上挖去一个圆形、方形或其他封闭曲线围成的区域。按这样的理解，在A4纸上挖洞，无论怎么挖，洞的周长都小于A4纸的周长（约100厘米）。这么小的洞，恐怕只能让婴儿身体穿过，成年人身体是不可能穿过的。

把"不可能"变可能，就必须转变观念，对"洞"有一个全新的、正确的认识。这个游戏的背景，其实是一个趣味数学问题。讲解时，笔者给每人发了一张画了"键盘"的A4纸（图6），让她们沿着纸上的线条剪（撕）开，得到一个没有断裂的环形纸条，形成了一个很大的"洞"，人可以轻松穿过。

这不是变魔术，而是一个有关"拓扑学"的数学游戏。这个游戏和减肥有什么关系呢？

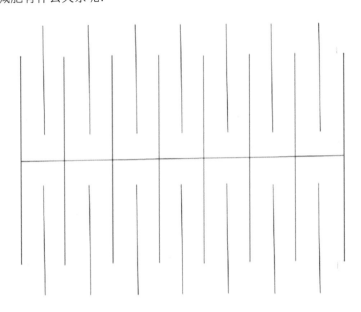

▲
图6　小小的A4纸上挖出一个大洞

　　其一，数学用途很广，掌握数学方法的人可以"吹牛"。线条密一点，按图6所示方法挖洞，别说人，就是牛也能穿过去。许多常人看来不可能的问题，数学可以帮人轻松做到。

　　减肥也是如此，仅用医学知识减肥，成功率很低（1%），但数学知识的运用可以大大地提高成功率。

　　正如马克思所说："一种科学只有在成功地运用数学时，才算达到了真正完善的地步。"

　　其二，正确认识减肥，不要仅仅因为肥胖而减肥。如果肥胖既不影响美观，又不影响健康，干嘛要减肥呢？就像这张A4纸，如果你挖洞的方法不对，无论你的身材多苗条也穿不过去；反之，只要方法正确，无论我多胖都可以轻松地穿过去。

笔者的意思是说，减肥要取得成功，必须充分认识到自己的减肥是必要的，要有非常强烈的动力，要有正确的概念、理念，还要有科学的方法，尤其是数学方法。

7. 假如 "马拉松" 不限时

假如马拉松赛跑不限时间，不分先后，跑完了全程就颁奖，结果会怎样呢？显然，所有参赛者都能获奖，因为时间可以化解任何困难。你看，同样42.195公里，别人体力好，不到6小时就跑完了；我体力比较弱，花18小时总可以做到吧。

其实，减肥就是这种不限时完成的"马拉松"，谁都可以做到，都能到达终点，可为什么减肥成功率却很低呢？

马拉松赛跑，终点（目标）非常明确，路径也是事先设定好的，沿途还有人替你加油助威。但减肥这种"马拉松"，很多人不知道自己的目标（应该减到多少公斤才合适），不知道路径（用多长时间按什么节奏进行），不明白"先快后慢"的道理。

数学可以解决这些问题。借助数学，你在减肥过程中能够一直心中有"数"，能够信心满满地坚持到底，取得最后的成功。

关于减肥，需要先解决"灵魂三问"——

一问：可以速成吗？（关于节奏）

答：不可以。所谓"3个月减30斤"，一定不要相信。这种个案通常是特定人出于特定需要，往往以损害健康为代价。

减肥失败，首因是"急于求成"。本来需要1年才能做成的事，非得强迫自己在3个月内做到，结果体重数据波浪起伏，历经3年也没有如愿。这就叫"欲速则不达"。

用多长时间才能达到减肥目标，取决于你的应减重量与你当前体重之比。本文给出了一个计算公式，可以计算出所需时间。至于应减重量是多少，同样可以用公式计算。

关于节奏，医生推荐的健康减肥速度是在早期"每周减少0.5—1千克"[1]。笔者的观点更加谨慎：早期每3周减1kg（原则上每周减重最高不超过0.5kg），中期每5周减1kg，后期则需要用100天减去"最后一公斤"。

二问：可以不节食吗？（关于摄入）

答：不可以。减肥需要控制饮食（即所谓节食），但要适可而止，不可采取"饥饿减肥法"。有人说，不吃饱饭哪有力气减肥。虽说是句玩笑话，但有一定的道理。过度节食对于身体的伤害不亚于暴饮暴食，是减肥之大忌。

按笔者的减肥理念，只需对每天的饮食总量控制，无需刻意改变饮食嗜好（酸甜苦辣照吃，但应根据需要适当减量）。至于吃多少、荤素怎么搭配，书中有专门章节阐述。

控制饮食，就是确保每天饮食所摄取的热量不超过你的基础代谢率。计算食物的热量比较麻烦，但笔者有办法把复杂的食物热量的计算，简化为食物重量的估算。

三问：可以不运动吗？（关于消耗）

答：不可以。生命在于运动，运动对于任何人都是必须的。即便不减肥的人，也需要一定的运动量。对于减肥者来说，不运动和过量

1　冯雪：《冯雪科学减肥法》，上海：上海交通大学出版社2022年版，第201页。

运动都不可取。

有人说，减肥没有那么多弯弯绕，少吃多动即可。"少吃多动"是当下最为流行的减肥理念，已根植于人们的头脑，影响人们的行为。但这个理念是错的。正确的理念是：少吃少动，多吃多动，保持饮食量与运动量的平衡。

那么，什么人能够减肥成功呢?

第一，要有信念。即相信减肥一定可以成功；如果没有成功，一定能够找到原因，解决问题。

第二，用对方法。即善于识别对的方法，自始至终相信、使用这个方法，不能今天用A方法，明天用B方法。

第三，特别自律。说好吃500克，就吃500克，多一口也不吃；说好跑5000步，就跑5000步，少一步也不行。管住嘴、迈开腿要落实到每天的行动中，不能只是喊口号。

第四，要懂常识。减肥过程中遇到的诸多困惑，主要是和体重管理相关的数学问题。例如，能减多少、需要多久，能吃多少、需要运动多久，这些常识问题的解决都不能拍脑袋，而要借助数学计算。

略显夸张地说，减肥成功90%取决于数学,9%取决于心理学，1%取决于医学。你不必懂高等数学，但起码会求平均值（可借助Excel表格），而且懂得最基本的数据分析；你不必是心理学专业人士，但至少应该懂得一个习惯养成（改变）有什么规律，以及如何提升自己的自控力；你不必是医生或营养师，但至少应该知道哪些食品、饮料的糖分高（低）、热量高（低）。

第五，永不放弃。几乎所有的失败都是因为放弃，而不是因为注定要失败。真有一件事注定要失败，你不可能会去尝试。笔者肯定，不放弃"快乐数学减肥"，你必定成功。

8. 关于"体重指数"的思考

界定肥胖，国际通用两个评价指标：体重指数（BMI），腰围。

公式1： BMI=体重（kg）÷身高（m）的平方。

对于公式1，笔者有两个疑问：第一，BMI的计算为什么不是用体重除以身高，或者除以身高的立方，而是除以身高的平方？第二，BMI的计算为什么不把腰围的数据考虑在内？

对此，笔者有个大胆的设想：把BMI再乘以一个系数"腰围的2倍与身高之比"，这个系数值应接近且不超过1。即得：

公式2： BMI=体重(kg)×腰围(m)×2÷身高(m)的立方。

公式3： 健康腰围≤身高的一半。(C≤H/2)

把体重、腰围、身高的数据分别用W、C、H表示，则公式的原型是$BMI=W/H^2$，笔者的设想是$BMI=W/H^2 \cdot 2C/H=W \cdot 2C/H^3$。这个设想的妙处在于，只用一个公式就诠释了减肥之道：既要减体重，又要减腰围，且腰围应不超过身高的一半。

9. 减肥的正确打开方式

什么叫减肥？我们先得把概念搞清楚，否则不但导致失败，还会损害健康。减肥并非单纯减去多余的体重，也不是单纯变瘦变好看。胖瘦和是否好看没有必然联系，瘦不一定好看，胖不一定不好看。正确的概念是：减肥是以减少人体过度的脂肪、体重为目的的行为方式。减肥首先以健康为前提，其次才是让身材更好看。为此，我们需要了解健康的体测标准。

关于人体测量数据，有多个指标需要关注：

①颈围　达标值：男性＜38厘米，女性＜35厘米。

一般颈围与小腿肚围相等。测量方法：将皮尺水平置于颈部最细的部位进行测量，即颈后第七颈椎上缘（低头时摸到的颈后最突起处），至前面的喉结下方。

多项研究发现，颈围与心脏疾病密切相关，还与睡眠呼吸暂停有一定关系。专家表示，即使体重正常，也要时刻关注自己的颈围，如果感觉项链变短，或衬衫领子变紧了，就应该注意。

②腰围　达标值：男性＜85厘米，女性＜80厘米。[1]

测量方法：身体直立，不要收腹，呼吸平稳，皮尺水平沿肚脐上缘和肋骨以下的部位围绕腰部1圈，测量腰最细的部位。

腰围是衡量一个人寿命长短的重要指标。美国哈佛大学、波士顿医院等机构的科研人员通过对4.46万名女性的患病记录、腰围等分析发现，腰围超过89厘米的女性比腰围小于71厘米的女性，早亡风险高79%。腰腹部脂肪过多，会加大高血压、血脂异常、脂肪肝、糖尿病等疾病的危险。世界癌症研究基金会曾有报告称，腰围每增加1英寸，患癌症的风险就增加8倍。

③体重指数（BMI）　达标值：18.5—24。

计算方法：BMI=体重(kg)÷身高(m)的平方。

BMI是世界公认的评定肥胖程度的分级方法。按照2003年卫生部颁布的《中国成人超重和肥胖症预防控制指南》，24＜BMI≤28为超重，BMI>28为肥胖。世界卫生组织推荐，BMI在20—22之间为成人的理想体重。

④腰臀比　达标值：男性＜0.9，女性＜0.8。

测量方法：测出腰围后，再环绕臀部最宽处测量出臀围，两者相除即得腰臀比（腰臀比=腰围/臀围）。

一项发表在《新英格兰医学杂志》的研究表明，与BMI相比，腰臀比可以更准确地衡量一个人的健康标准。研究显示，腰臀比每增加0.1，男性早亡几率增加34%，女性增加23%。

1　作为健康标准也许无可厚非，但作为审美标准则让人难以信服：80cm的腰围，对高个女生是小蛮腰，对矮个女生却是水桶腰。笔者认为，腰围不应该按性别划定标准，其达标值应纠正为：≤身高的一半。

⑤体脂率　达标值：男性15%—20%，女性25%—28%。

测量方法：有需要的人可以去健身场馆或医院使用专业仪器进行测量，还可以用体脂秤或公式得知体脂率。

一般来说，男性体脂高于25%、女性高于30%属于肥胖。专家指出，控制体脂率才是健康减肥的关键。减肥最好做快走、慢跑、游泳等有氧运动，配合仰卧起坐、哑铃等局部运动，每次最少半小时。同时，改变久坐、熬夜等不良生活习惯。

⑥大腿围　达标值：46厘米—60厘米。

测量方法：用皮尺水平围绕大腿最上部位、臀折线下进行测量。

⑦小腿围　达标值：>33厘米。

测量方法：用皮尺水平围绕小腿最丰满处进行测量。

我们看到，体测最常用的工具是体重秤、皮尺，分别用来测重量、长度（周长）。

上述7个指标中，重点是体重指数、腰围、体脂率。甚至体脂率也可忽略，因为体重指数、腰围正常的人，其体脂率通常不会有问题。也就是说，减肥的关键在于控制体重和腰围。

> **例1** 某女士身高1.71m，体重69kg，腰围85cm，是否达标？
>
> BMI=$69\div1.71^2$=23.6，达标；腰围超过80cm，不达标。但按本书观点"腰围≤身高的一半"，其腰围是达标的。

减肥的正确打开方式，是先从医学上确认，减肥对自己的健康有利而不是相反。

确认减肥对健康有利，便可以开始做减肥计划：先计算出理想体重区间，确定目标体重，这和BMI密切相关。

笔者认为，男性BMI以22—24为宜，中位数是23；女性BMI以20—22为宜，中位数是21。

例2 某男士身高1.7m，理想体重下限为$22 \times 1.7^2 = 63.6$kg，上限为$24 \times 1.7^2 = 69.4$kg，中位数是66.5kg。

例3 某女士身高1.6m，理想体重下限为$20 \times 1.6^2 = 51.2$kg，上限为$22 \times 1.6^2 = 56.3$kg，中位数是53.8kg。

10. 减肥第一原则：适度

　　1992年初夏，笔者在广州、深圳参加全国"思维与数学教学"第三次学术讨论会。其间，朋友请吃饭，让我大开眼界：第一道菜，海鲜汤；第二道菜，骨头汤；第三道菜，蔬菜汤。一连三趟都不见硬菜！难怪广东人都那么苗条。后来减肥，为控制膨胀的食欲，我想起这事，立刻有了妙招：先喝三碗汤。

　　节食好比燕衔泥，暴食势如河决堤。人们普遍难以抵制美食的诱惑，如果撇开遗传因素，可以说，肥胖是吃出来的。

　　人为什么会肥胖？从根本上讲，肥胖是对食物过度摄取的必然结果。或者说，肥胖是饮食"失控"的结果。

　　而饮食"失控"的原因又是什么呢？笔者认为，这和自助餐用餐模式密切相关，自助餐意味着"过度饮食"。

　　也许有人会说，我只是偶尔吃自助餐，怎么可能失控呢？

　　不对，你每天都在吃"自助餐"。试想，你在家里吃饭，不就是自助餐模式吗？家里没有人限制你怎么吃、吃多少，你想怎么吃就怎么吃。民以食为天，哪有不让人吃饱饭的道理，一碗不够，再来一碗……饭后再喝碗汤，美其名曰"溜缝"。

　　小时候，妈妈生怕你饿着，给你盛饭时总是多盛一点。饭多了，菜也随之增加，久而久之，多吃便成了习惯。于是，吃着吃着你就胖了……后来你成年了，结婚了，老婆（老公）给你盛饭，还是会多盛一点。有些老公甚至对老婆说，我就喜欢你肉肉的感觉。于是，吃着吃着你就更胖了……即便现在你自己掌握饭勺，可以自己控制饭量，但经过多年的"适应"，你已经习惯了多吃，不习惯少吃，这就叫"习惯性多吃"。

所以，减肥的第一原则是：适度。笔者可以用数学计算准确地回答"过度饮食"的代价：假如你一天的饮食量是1500克，结果你吃了1600克，多吃了100克（2两）。如果多吃的100克是米饭，那么为了消化它，你需要慢跑1500步或者快走3000步；如果你只是慢走，则需要走4500步（约需45分钟）。如果多吃的100克是肉类食物，那么你的运动量需要加倍。

> 实验数据1 多吃100克米饭=增加慢跑1500步=增加快走3000步=增加慢走4500步。

这就是说，如果想多吃一点，那就先想一想：多吃100克米饭和慢跑1500步（慢走4500步），你选择哪一个？

假如是暴饮暴食，那么一天（甚至一顿）的饮食超量很可能达到1000克，为此你至少需要慢跑15000步或者慢走45000步，如此之高的运动量你根本做不到（做到了则可能损害健康）。可见，控制饮食量比增加运动量更重要。

当然，运动同样需要适度。后面将谈到，运动既不要超过限度，又要和饮食保持平衡。

减肥第一定律：远离自助餐。

---

11. 减肥第二原则：有序

有序减肥也是本书的核心理念，为了让读者比较深刻地理解这个理念的内涵，笔者先从会议如何入座谈起。

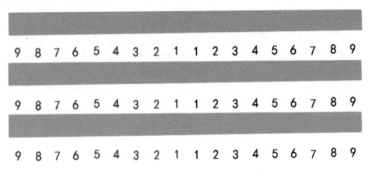

▲
图7　入座顺序示意图

人们普遍认为，主席台才讲究座次，台下怎么坐都没关系。于是，大部分情况下，台下入座都处于无序状态。如图7，仅考虑从左端入座者，先到者坐在最边上位置（9号位），第二人跨过1人坐他旁边（8号位），第三人跨过2人坐在第二人的另一边（7号位）……第九人则需要跨过8人才能找到空位置。显然，这种"先入为主"的入座次序是错的，不但没有方便别人，先入座的人自己也不方便，尤其是第一人，他（她）得忍受先后8人从他胸前或大腿上跨过去。正确的入座次序是"先入为中"，即：先到者往中间坐，最后到的坐边上。

和入座一样，减肥如果不事先定一个"章法"，或者说有了章法不执行，那么很容易出现无序状态。

所谓有序减肥，就是顺应减肥科学的自然规律，先定章法，然后按章办事。尤其是减多少、用多长时间、按什么路径，都应该是计算的结果，而不是凭感觉拍脑袋决定。

本书第二章，笔者定了一些章法，系统地阐述了如何计算目标体重、应减体重、所需时间，如何确定减肥路径（目标函数），以及如何合理地安排饮食、运动，从而确保自己的体重数据始终接近目标。确切地说，必须保证每周的实际体重与目标函数值之差的绝对值不超过0.5kg。这是有序减肥理念的核心要求。

减肥第二定律：循序渐进。(每周的实际体重与目标函数值之差的绝对值不超过0.5kg)

有序减肥的精确表述是：

在减肥过程中，各周平均体重数据依次递减，直到最后等于或低于目标体重。这是理想级有序减肥。

在减肥过程中，各周平均体重数据总体呈递减趋势，只有不超过20%的数据例外，最后数据等于或低于目标体重；同时以三周为一个周期计算，各周期平均体重数据依次递减，最后数据等于或低于目标体重。这是优秀级有序减肥。

在减肥过程中，各周平均体重数据总体呈递减趋势，只有不超过20%的数据例外，最后数据等于或低于目标体重；以三周为一个周期计算，各周期平均体重数据总体也呈递减趋势，只有不超过10%的数据例外；以九周为一个周期计算，各周期平均体重数据依次递减，最后数据等于或低于目标体重。这是达标级有序减肥。即便是达标级，也是难得的成功。

12.减肥第三原则：平衡

影响体重变化的主要因素是饮食量和运动量，分别用x、y表示，x表示饮食饱和度，y表示运动量系数（慢走万步数）。如七分饱、一万步，则$x-y-6=0$。令$\triangle x=x-y-6$，称$\triangle x$为减肥自变量。饮食与运动的平衡，就是给出$\triangle x$的理想值。

一、数据的采集

运动量的数据采集很简单，运动手环、智能手机可以为我们提供这项数据。如果当天的运动只有慢步走，那么看一下计步器，就知道y值；如果当天的运动不只是慢步走，则用运动消耗热量换算：$y=Q/240$（Q表示运动消耗热量大卡数，240是慢步走1万步所消耗热量大卡数）。[1]

1　这只是作者的实验数据，读者采用时需慎重，因为各种减肥数据都可能和年龄、性别、当前体重等因素相关，因人而异。明智的做法是采集实验数据，自建数据库。确有必要引用，可将240改为3.6×体重(kg)。

慢跑1000步，约消耗72大卡热量；快走1000步，约消耗36大卡热量；慢走1000步，约消耗24大卡热量；碎步1000步，约消耗18大卡热量。

简言之，慢跑=快走×2=慢走×3=碎步×4，或者表述为

慢跑∶快走∶慢走∶碎步=1∶1/2∶1/3∶1/4。

饮食量的数据采集较麻烦，需要记录每顿饭的重量或估算饱和度。[1]笔者最初由三餐饱和度算出全天饱和度（三餐饱和度凭感觉大致估算），后来用全天饮食总量与基础代谢率的比值算出全天饱和度（比较精准的计算），公式如下：

公式4： 全天饱和度x=早餐饱和度×0.1+午餐饱和度×0.3+晚餐饱和度×0.6。

公式5： 全天饱和度x=（当天饮食总量/基础代谢率对应的饮食量）×7。

这里把三餐饮食量的权重依次确定为0.1、0.3、0.6，原因是考虑到离晚上睡眠时间越接近的饮食量，对体重的影响越大，控制晚餐的饮食量尤为重要。基础代谢率的单位是大卡，其对应的饮食量可近似地用"1大卡=1克"换算（参阅减肥第七定律）。

---

1 可以采取饭前饭后称体重得知每顿饭的重量（或者直接对食物称重），然后按公式5计算全天饱和度x。进行到一定程度后，不称重也能凭观察或感觉就估算出每顿饭的重量。值得注意的是，汤、咖啡、牛奶、果汁等饮食重量应折半计算，而白开水、茶水重量可不计入饮食量。

那么，$x=10$（10分饱）意味着什么？记$x_0=$当天饮食总量/基础代谢率对应的饮食量，称为饮食饱和系数，则$x=7x_0$，$x_0=x/7$。当$x=10$时，$x_0=10/7=1.43$。这就是说，只要一天中你的饮食总量达到或超过基础代谢率对应饮食量的1.43倍，便意味着你在暴饮暴食。例如，基础代谢率对应的饮食量是1600克，全天饮食量达到2288克便属于暴饮暴食。

我们要重点解决的问题是：饮食量x与运动量y应该是怎样的关系，才算达到了"饮食与运动的平衡"？

二、寻求平衡点

饭吃七分饱，慢走一万步。这只是保持体重的策略，要实现减重的目的，$\triangle x$的值必须为负数。笔者的实验数据是，$\triangle x$的值应控制在-2与-1之间，最佳值为-1.5。

这便是本书倡导的饮食与运动平衡点：$\triangle x=x-y-6=-1.5$，即得$y=x-4.5$（或$x=y+4.5$）。[1]

公式6：饮食与运动的平衡方程为$y=x-4.5$，x表示全天饮食饱和度，y表示对应的运动量（慢走万步数）。

若$y=1$，则$x=5.5$，对应的饱和系数$x_0=5.5\div7\approx0.8$，如此低的饮食量很难做到。若$x=7$，则$y=2.5$。也就是说，对于减肥者来说，7分饱对应的不是1万步，而是2.5万步，相当于通过运动消耗600大卡热量。这

1　$\triangle x=-1.5$是一个参考值（笔者在减肥之年$x=5.87$，$y=1.47$，$\triangle x=x-y-6=-1.6$），读者可探索最适合自己的平衡方程。

样的运动量可以做到，但比较辛苦。

比较合理的策略是：$x=6$，$y=1.5$（6分饱、1.5万步）。其中$y=1.5$的意思是：慢走1.5万步，或快走1万步，或慢跑0.5万步，可消耗掉360大卡热量。

减肥第三定律：慢吃六分饱，快走一万步。

减肥的秘诀，就在于控制"减肥自变量"。其中的道理，就蕴含在"$x-y-6$"这样一个看上去很简单的代数式里。

要保持代数式$x-y-6$的值不变，必须做到x与y的值同步同幅度变化。若x增加1，则y也得增加1。也就是说，全天饮食（总体上）多吃1分饱，运动就得多走1万步。

实验数据3 全天多吃1分饱=多走（慢走）1万步。

按照饮食量（饱和度）的计算公式"$x=$早餐饱和度×0.1+午餐饱和度×0.3+晚餐饱和度×0.6"，这一万步可分解到三个不同的时间点：早上1000步，中午3000步，晚上6000步。笔者就是用这样的理念，严格地控制自己的饮食量。

"多吃1分饱=多走1万步"是有根据（数据支撑）的。以笔者的数据为例，1600克食物=7分饱，则1分饱≈230克食物。第10节中指出，多吃100克米饭=多跑1500步（慢走4500步）。多吃230克意味着至少要多走4500×2.3=10350步。

三、释疑与比较

可能有人要问，你的 x、y 有点复杂，为什么不用 a、b 分别表示摄入量、消耗量（含基础代谢和运动消耗），并用 $\triangle a = a - b$ 表示能量缺口呢？通常医学减肥就是这样做的，专家们还指出减肥的能量缺口是 -750——-500 大卡。但这个表述的缺点是看不到饮食量与运动量的关系，不知道如何调节两者之间的平衡。

实际上，本书的做法相当于取饮食饱和度 $x = 7a/m$（m 表示基础代谢率），运动量系数 $y = (b-m)/Q$（Q 表示慢走一万步消耗的热量），减肥自变量 $\triangle x = x - y - 6$ 即为"能量缺口系数"。

$\triangle x$ 与 $\triangle a$ 符合：$\triangle x \approx 3 \times \triangle a/m$。把能量缺口绝对值控制为基础代谢率的 1/3 至 1/2，即可使得 $-1.5 \leqslant \triangle x \leqslant -1$。按基础代谢率中位数 1500 大卡考虑，1/3 至 1/2 就是 -750——-500 大卡。

第二章

方 法

数 据 导 航

一个函数、四个公式，一言以蔽
之：数据引导行为。

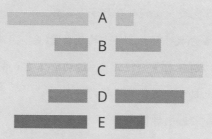

减肥分四步:

第一步, 确定目标, 弄清楚应该减多少, 需要多长时间;

第二步, 选择路径, 确定目标函数, 算出每周目标体重;

第三步, 实施, 努力达成每周目标, 逐步获得最后成功;

第四步, 坚持, 成功前后都需要长久的坚持, 避免反弹。

本书最重要的秘诀是"一个函数、四个公式":

一个目标函数: $g(x) = (\Delta W/t^2)\, x^2 - (2\Delta W/t)\, x + W_0$

四个基本公式:

①日饮食量≤基础代谢率=(睡前体重−8小时后起床体重)×3;

②全天饮食量克数 ≈ 食物所含热量大卡数;

③运动消耗热量(大卡) ≈ 三餐平均饮食量(克)×0.8;

④晚饭后运动消耗重量 (预测) =运动前体重−第二天目标体重−运动起始到第二天起床期间自然消耗的重量。

一言以蔽之: 数据引导行为。

减肥第四定律: 数据引导行为。

---

13. 男神（女神）的身材标准

微信"乐心运动"中有个程序，可以通过设置体重了解自己的身材得分，这个分数和体重指数BMI值有关（图8）。

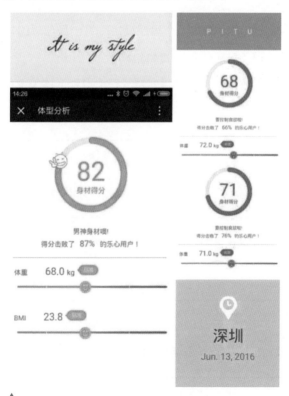

▲
图8　微信"乐心运动"的体型分析（截图）

为了获悉身材得分和体重指数的函数关系，笔者通过输入不同的体重值，获得一组数据（表1）：

表1　身材得分与体重指数对应值

体重	80	75	70	68	65	62.8	59	54	52
BMI	28	26.3	24.5	23.8	22.8	22	20.7	18.9	18.2
得分	40	57	75	82	92	100	92	82	78
胖瘦	肥胖	偏胖			体重正常				偏瘦

男神身材最低标准是80分，优质男神身材要90分以上，顶级男神是99—100分。

根据表1的数据，得知这个程序设定：男士最理想的体重指数是22。对笔者来说，对应体重是62.8kg。

借助待定系数法，我们可以非常轻松地得到下述关于身材得分的近似计算公式：

公式7：$i \geqslant 22$时，$f(i)=320-10i$；$i < 22$时，$f(i)=(50i-200)/9$。i是体重指数，$f(i)$是男士身材得分。

类似地，设定女士最理想的体重指数为20，则女士身材得分近似计算公式为：

公式8：$i \geqslant 20$时，$f(i)=300-10i$；$i < 20$时，$f(i)=12.5(i-12)$。i是体重指数，$f(i)$是女士身材得分。

例如，某女士BMI为21.8，身材得分为f（21.8）=82。

读者不妨在公式7或公式8中代入自己的BMI值，看看自己现在的身材是多少分。

14. 确定目标体重

减多少取决于目标体重，目标体重的确定取决于目标BMI值，而目标BMI值是主观数据，视性别、需求不同而定，所以目标BMI值的选取应特别慎重。

表2 目标体重参考值

身高	标准体重	美体体重	模特体重
150cm	49.5kg	45.0kg	42.8kg
152cm	50.8kg	46.2kg	42.8kg
154cm	52.2kg	47.4kg	45.1kg
156cm	53.5kg	48.7kg	46.2kg
158cm	54.9kg	49.9kg	47.4kg
160cm	56.3kg	51.2kg	48.6kg
162cm	57.7kg	52.5kg	49.9kg
164cm	59.2kg	53.8kg	51.1kg
166cm	60.6kg	55.1kg	52.4kg
168cm	62.1kg	56.4kg	53.6kg
170cm	63.6kg	57.8kg	54.9kg
172cm	65.1kg	59.2kg	56.2kg
174cm	66.6kg	60.6kg	57.5kg
176cm	68.1kg	62.0kg	58.9kg
178cm	69.7kg	63.4kg	60.2kg
180cm	71.3kg	64.8kg	61.6kg

表2列举的数据，其中标准体重数据（第2列）是在公式1中取BMI=22的计算结果；美体体重数据（第3列）是取BMI=20的计算结果；模特体重数据（第4列）是取BMI=19的计算结果。

减肥者分三种：第一种是肥胖者，其目标BMI值可设定为24—26；第二种是超重者，其目标BMI值可设定为22—24；第三种是体重正常者，目的是想减得更好看，其目标BMI值可设定为20—22，在此范围内，女士就低，男士就高。

目标体重的确定很简单，只需要三步——

第一步：算出当前BMI值（公式1或公式2）。如果当前BMI值在正常范围，可不考虑减肥。

第二步：确定目标BMI值。正如前文所述，目标BMI值的确定因人而异，通常设定在20—24之间，中位数是22。

第三步：计算目标体重（公式9）。

已知目标体重，求应减重量易如反掌（公式10）。

公式9：目标体重(W_1)=目标BMI值×身高(m)的平方。

公式10：应减重量($\varDelta W$)=当前体重(W_0)−目标体重(W_1)。或者$\varDelta W$=（当前BMI值−目标BMI值）×身高(m)的平方。

例如，笔者减肥前体重W_0=72.8kg，BMI值是25.5，当时把目标BMI值设定为22，所以目标体重W_1=22×1.692=62.8kg。应减重量$\varDelta W$=W_0−W_1=72.8−62.8=10（kg）。

我们经常可以看到，媒体报道、减肥广告都会渲染某某"减了多少公斤"。其实这样的表述是不科学的。道理很简单，60公斤的人减去

10公斤和120公斤的人减去10公斤不可同日而语，后者比前者容易得多。

有些权威报道也犯类似错误，例如第5节所述："美国学界有个数字可供参考，减肥一年内保持体重减轻30磅（1磅=0.45公斤）左右才称得上减肥成功。"这样的表述不够严谨。

笔者的看法是，衡量一个人减肥效果，不能以一年减多少磅或多少公斤为标准，而应该以减去的重量与减肥前体重之比（简称体重降比）为标准。

那么，这个"体重降比"的标准值是多少呢？笔者通过大量实践得知：一年内体重降比以13%左右为宜。

公式11：体重降比$q=\Delta W/W_0$，ΔW**表示应减重量，**W_0**表示当前体重。**（标准：一年内$q\approx13\%$）

公式12：体重降比$q=1-$目标BMI / 当前BMI。

例如，某男士体重80kg，那么他一年内减去的重量最好约为80×13%=10.4kg。减多了会引起身体不适，甚至损害健康，而且很容易出现反弹。

在减肥这件事上，我们应该关注的是体重降比$q=\Delta W/W_0$，而不是只关心应减重量（减多少）。[1]

1　公式12是公式11的推论，证明如下：$q=\Delta W \div W_0=(W_0-W_1)\div W_0=1-W_1\div W_0=1-(W_1/H^2)\div(W_0/H^2)=1-$目标BMI/当前BMI。

15. 计算所需时间

　　减多少（体重降比）决定"减肥滑梯"的高度，要多久（减肥时间）决定"减肥滑梯"的深度，两者之间必定有一个数量关系，这个数量关系是怎样的呢？

　　我们知道，儿童玩的滑梯对高度、深度是有规范要求的。例如，2米高的滑梯应该伸出去多远？本书把这个水平距离称为深度，其数值可由滑板的倾斜度（坡度）计算出来。经查阅资料，滑板倾斜角度（坡度）是30°—40°之间，利用这个角度做出来的滑梯，儿童滑着会

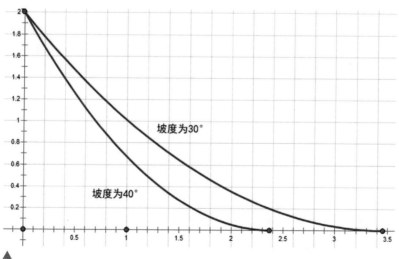

▲
图9　滑梯的设计（坡度在30°—40°之间）

比较舒服。也就是说，滑梯的深度下限为2/tan40°=2.38米，上限为2/tan 30°=3.46米。

体重降比的百分值$\Delta W/W_0 \times 100$（高度）和减肥所需时间t（深度）之间也有一个"坡度"，这个坡度是13:52=1:4。

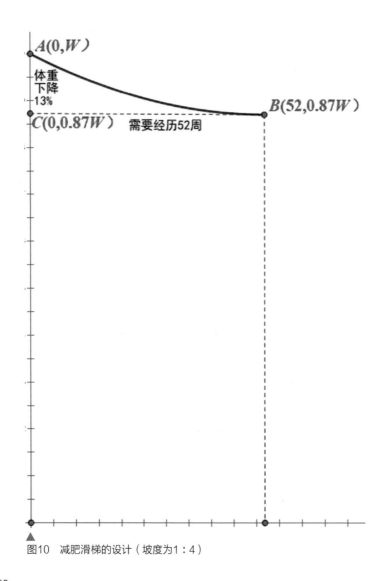

图10　减肥滑梯的设计（坡度为1:4）

也就是说，$\Delta W/W_0 \times 100 : t = 1:4$，即得：$t=400 \times \Delta W/W_0$（以周为单位），其中 $\Delta W/W_0$ 即前述体重降比。

公式13：所需时间t(周)=400×q，$q=\Delta W/W_0$表示体重降比。

减肥时间的设定（科学计算）十分重要。急于求成（时间太短），有可能伤害身体，而且容易出现反弹，导致减肥失败；但安步当车（时间太长）也不行，有可能因为见效太缓慢失去信心，最终放弃，同样导致减肥失败。

那么，为什么"减肥滑梯"的坡度是1:4，或者说公式中的系数为什么是400呢？这也是一个经验数据，是根据大量案例数据归纳的结果。当然，适当缩小或放大t值是可行的，但浮动比例以不超过20%为宜，即 $320 \times \Delta W/W_0 \leq t \leq 480 \times W/W_0$。[1]

> **例1** 绪论中的例子，体重降比$\Delta W/W_0=$（62–54）/62=13%，所需时间$t=400 \times 13\%=52$（周），刚好一年。
>
> **例2** 笔者体重降比$\Delta W/W_0=$（72.8–62.8）/72.8=13.7%，所需时间$t=400 \times 13.7\%=54.8$（周），大约一年。

1　笔者身边有一个特殊案例，有位26岁女生自我摸索用约40周时间减去原有体重的23%（按本书公式13计算需要92周），但她离目标体重还差3kg，这最后3kg（约为原体重的3%）历经近30周也未如愿。而且她在前40周减肥过程中出现了身体不适，掉了不少头发。

例3 有位同事当前体重 W_0=55，当前BMI值=55÷1.6²=21.48，在正常值范围。但她想身材更好一些，所以笔者给她设定目标BMI值=20，需要减重（21.48–20）×1.6²=3.8kg。根据公式12，可知其体重降比 q=1–20÷21.48≈7%（或根据公式11，得 q=3.8÷55≈7%），所需时间t=400×7%=28（周），大约半年。

有人认为，用一年时间减10kg（应该说减13.7%），或者用半年时间减4kg（应该说减7%），太慢了。所以，人们更愿意选择相信广告：有一种"秘方"，3个月让你减30斤。

3个月减30斤（13周减15kg），这效果太诱人了！于是，减肥者趋之若鹜。殊不知，3个月减30斤即便做到了，也未必是好事，不但伤身体，还可能在不久之后反弹，回到原来的体重——这正是许多人减肥失败的根本原因。减肥这件事，得尊重科学，循序渐进，不能操之过急。否则，欲速不达。

笔者看过一个40分钟的视频，是我国某著名大学数学教授的公开课，讲的是"减肥计划——节食与运动"，即用数学模型指导减肥。理论和计算都没有问题，但遗憾的是，这位教授给出了一个荒谬的结论：100kg的肥胖者减25kg，节食但不运动需要29周（第一阶段10周每周减1kg，第二阶段19周平均每周减0.8kg），节食且运动只需24周。半年减25kg（体重降比25%），不可能。

按照本书的理论（数学模型），减25%需要100周，约需两年时间。用29周减去体重的25%简直是"纸上谈兵"，实际可能出现以下两种后果：其一，目标实现了，身体垮了；其二，目标还没完成一半，便出现报复性反弹。

为什么理论正确，结论却如此不靠谱呢？笔者发现，原因在于他的数据全都来自查阅资料（视频中教授自己说的），其中有一个数据和相应做法特别不靠谱：每周可减去的体重，医学专家建议不超过1.5kg，该教授便设定"每周减1kg"。不超过1.5kg的建议本身没有问题，但设定"每周减1kg"就不对了，何况还连续10周每周减重1kg，这是要出人命的⋯⋯

所以特此提醒，对专家意见要注意甄别，引用"别人的数据"尤其要慎重，自建减肥数据库十分重要！

16.设定减肥路径

我们已经知道，最舒服的减肥路径是开口向上的抛物线（左边半条），即目标函数为二次函数。这个目标函数图像经过点 $(0, W_0)$，并以 (t, W_1) 为顶点。其中 W_0 表示当前体重（减肥前体重），W1表示目标体重，t 表示减肥所需时间（周）。

下面举例说明，如何用待定系数法求目标函数。

例1 第1节中的例子，已知当前体重 $W_0 = 62\text{kg}$，目标体重 $W_1 = 54\text{kg}$，所需时间 $t = 52$ 周。

目标函数（二次函数）经过点 $(0, 62)$，顶点是 $(52, 54)$。

设目标函数的解析为 $g(x) = a(x-52)^2 + 54$，由 $g(0) = 62$ 得 $a(0-52)^2 + 54 = 62$，即得 $a = 8/52^2 = 0.00296$。

所以目标函数解析式为 $g(x) = 0.00296(x-52)^2 + 54$。

化为一般式得 $g(x) = 0.00296x^2 - 0.3078x + 62$。

其中x为1到52之间的任意整数，由此可知各周的目标体重分别为 $g(1)$、$g(2)$、$g(3)$、…$g(52)$。例如，半年后的目标体重是 $g(26) = 0.00296 \times (26-52)^2 + 54 = 56$（这个算法比用一般式更简便）。当然，各周的目标体重可以用科学计算器一个一个地算，但最好是借助Excel表格自动生成，待看下文。

54

一般地，设目标函数为$g(x)=a(x-t)^2+W1$，由$g(0)=W_0$得$at^2+W_1=W_0$，于是$a=\triangle W/t^2$，其中$\triangle W=W_0-W_1$。

即得$g(x)=ax^2-2atx+at^2+W_1=ax^2-2atx+W_0$，其中$a=\triangle W/t^2$，自变量$x$为1到$t$之间的任意整数。

公式14：目标函数$g(x)=ax^2-2atx+W_0$，其中$a=\triangle W/t^2$，自变量x为1到t之间的任意整数。

特别地，$t=52$时，$g(x)=0.00037\cdot(\triangle W)\cdot x^2-0.03848\cdot(\triangle W)\cdot x+W_0$，自变量$x$为1到52之间的任意整数。

> **例2** 还是第1节中的例子，这里套公式求目标函数。
>
> **解法一**：已知$W_0=62$，$W_1=54$，$\triangle W=W_0-W_1=8$，$t=52$。
>
> 由公式14，得$a=8/52^2=0.00296$。所以目标函数解析式为
> $g(x)=0.00296x^2-2\cdot0.00296\cdot52\cdot x+62$，
>
> 即$g(x)=0.00296x^2-0.3078x+62$。
>
> **解法二**：已知$W_0=62$，$\triangle W=8$。代入$g(x)=0.00037\cdot(\triangle W)\cdot x^2-0.03848\cdot(\triangle W)\cdot x+W_0$，
>
> 得$g(x)=0.00037\cdot8\cdot x^2-0.03848\cdot8\cdot x+62$，
>
> 即$g(x)=0.00296x^2-0.3078x+62$。

根据目标函数解析式，借助Excel表格，即可得到每周的目标体重值$g(1)$、$g(2)$、…、$g(t)$。

图11是笔者全年减肥数据局部截图。表格第2行是周次，第4行是对应的各周目标体重$g(1)$、$g(2)$、…、$g(52)$，这组数据由目标函数式

$g(x)=0.0037x^2-0.3848x+72.8$自动生成，具体办法是：在B4格里输入"=0.0037*B2*B2-0.3848*B2+72.8"后按回车键，然后用鼠标点击B4格，并将鼠标移动到这个格子的右下边框，出现"+"时按住左键向右拖动至BA4格即可。第6行记录的是各周平均体重（实际值）。

| B4 | | fx | =0.0037*B2*B2-0.3848*B2+72.8 |

	A	B	C	D	E	F	G	H	I	J	K	L	M	N	O	P	Q	R	S	T
1	全年各周平均体重一览表（与目标函数y=0.0037x^2-0.3848x+72.8对照）																				
2	周次	1	2	3	4	5	6	7	8	9	10	11	12	13	14	15	16	17	18	19	
3	目标上限	72.92	72.55	72.18	71.82	71.47	71.12	70.79	70.46	70.14	69.82	69.51	69.22	68.92	68.64	68.36	68.09	67.83	67.57	67.3	
4	目标值	72.42	72.05	71.68	71.32	70.97	70.62	70.29	69.96	69.64	69.32	69.01	68.72	68.42	68.14	67.86	67.59	67.33	67.07	66.8	
5	目标下限	71.92	71.55	71.18	70.82	70.47	70.12	69.79	69.46	69.14	68.82	68.51	68.22	67.92	67.64	67.36	67.09	66.83	66.57	66.3	
6	实际值	72.64	72.13	71.83	71.7	71.39	70.84	70.4	69.87	69.57	69.4	68.86	68.57	67.67	67.67	67.53	67.57	67.4	66.83	67.	
7	基础	0.221	0.085	0.151	0.38	0.422	0.216	0.112	-0.09	-0.07	0.078	-0.15	-0.15	-0.46	-0.47	-0.33	-0.02	0.072	-0.24	0.57	

图11　用来计算每周目标体重值的电子表格（局部）

选中目标值和实际值，插入折线图，即可得到实际体重走势图与目标函数图像的比照，这个比照可以及时地提醒笔者每周的减重够不够。后来笔者在表格中增加了两行：第3行是目标上限（等于目标值+0.5），第5行是目标下限（等于目标值-0.5）。增加上限、下限的目的，是借此评估整个减肥过程的效果，看看各周的实际平均体重是否"脱轨"。

图12是笔者的减肥曲线比照图，各周实际平均体重曲线夹在目标下限与目标上限之间，只是稍有几周轻度"脱轨"。细心的读者一定注意到了，图中的52个实际体重值并非完全随着时间的增加而下降，即这条体重曲线并非一个单调减函数。

即便以三周为一个周期计算平均体重（三周一结），笔者减肥期间的体重曲线也有波动。如图13，三周平均体重曲线基本上夹在目标下

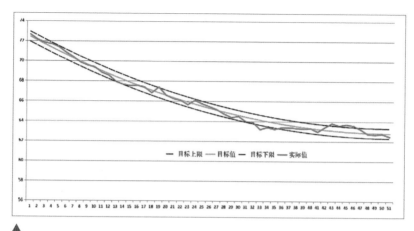

▲
图12 "双轨"减肥曲线比照图

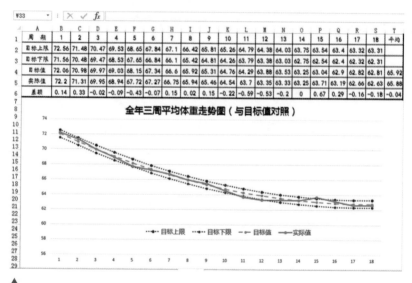

周 期	1	2	3	4	5	6	7	8	9	10	11	12	13	14	15	16	17	18	平均
目标上限	72.56	71.48	70.47	69.53	68.65	67.84	67.1	66.42	65.81	65.26	64.79	64.38	64.03	63.75	63.54	63.4	63.32	63.31	
目标下限	71.56	70.48	69.47	68.53	67.65	66.84	66.1	65.42	64.81	64.26	63.79	63.38	63.03	62.75	62.54	62.4	62.32	62.31	
目标值	72.06	70.98	69.97	69.03	68.15	67.34	66.6	65.92	65.31	64.76	64.29	63.88	63.53	63.25	63.04	62.9	62.82	62.81	65.92
实际值	72.2	71.31	69.95	68.94	67.72	67.27	66.75	65.94	65.46	64.54	63.7	63.35	63.33	63.25	63.71	63.19	62.66	62.63	65.88
差额	0.14	0.33	-0.02	-0.09	-0.43	-0.07	0.15	0.02	0.15	-0.22	-0.59	-0.53	-0.2	0	0.67	0.29	-0.16	-0.18	-0.04

▲
图13 全年"三周平均体重"走势图（双轨）

限与目标上限之间，总体上体重值是逐步下降的，唯一的例外是第15周期，其值高于第11—14周期，但之后的3个周期都低于第14周期，且继续逐步下降，达成了最终目标。

仔细观察图13整个曲线，不难发现：之所以笔者第15周期的体重值出现"反弹"，是因为第11、12周期减得太猛了（两个数据都低于目标下限）。所以，减肥过程中要尊重目标函数，控制好节奏，使得实际体重与目标体重的偏离值（绝对值）尽可能小，符合"减肥第二定律"，否则很容易前功尽弃。

17. 时间是万能钥匙

本节讨论的重点是，减肥所需时间超过1年时，应该如何设定目标函数？理论上，BMI为42的重度肥胖者和BMI为28的超重者，都可以用"滑梯减肥法"成功减肥。不同的是，前者需要4年（用4个滑梯），后者只需1年（用1个滑梯）。

时间是万能钥匙，但不能粗暴使用。美国学界认为，减肥1年内保持体重减轻13.5kg（30磅）左右才称得上减肥成功。笔者认为不能只看体重减量，应该看"体重降比"：用一年时间减去当前体重的13%最恰当。允许20%的弹性，即最多减$13\% \times 1.2 = 15.6\%$，最少减$13\% \times 0.8 = 10.4\%$。

由$BMI = W/H^2$，得$\varDelta BMI = \varDelta W/H^2$。高度$H$不变时，$\varDelta BMI$和$\varDelta W$成正比。也就是说，体重下降13%，BMI也下降13%。进而可知，BMI值正常者想更苗条，减肥时间不超过1年，因为$24 \times (1-13\%) \approx 21$；超重者1年内可恢复正常，因为$24 \div (1-13\%) \approx 28$；对于肥胖者，2年内回归正常对应BMI上限为$24 \div (1-13\%)^2 \approx 32$……4年内回归正常对应BMI上限为$24 \div (1-13\%)^4 \approx 42$。

例1 某男士，体重100kg，身高1.73m，BMI=33.4，应减体重$\triangle W$=（33.4-24）×1.73²≈28kg（目标体重72kg），所需时间t=400×28/100=400×28%=112周。可压缩为2年（104周）；也可按108周安排，分两段，每段54周（便于三周一结）。

例2 某女士，体重97kg，身高1.58m，BMI=38.8，应减体重$\triangle W$=（38.8-24）×1.58²≈37kg（目标体重60kg），所需时间t=400×37/97=400×38.14%≈153周。可延长为3年（156周）。

需要界定的是，如果减肥时间超过一年，需要跨年进行，那么目标函数图像是一条抛物线（不分段进行），还是由多条抛物线合成（分段进行）呢？

显然，不同做法对于减肥者的感觉不同，产生的效果也不同，我们来看看哪一种做法是恰当的、科学的。

就例2而言。如果不分段，一气呵成，那么只需一个目标函数$g(x)$=0.00152x^2-0.474x+97，自变量x为1到156之间的任意整数，对应的图像是一条很长的抛物线（x表示周数，$g(x)$表示周平均体重公斤数）。目标函数的求解，请参看上一节介绍。

如果把自变量x的单位改为三周（三周一结），对应的函数值表示三周平均体重，则需做变换x=3t-1，得目标函数$h(t)$=0.00152（3t-1）²-0.474（3t-1）+97，整理得$h(t)$=0.01368t^2-1.431t+97.47，其中t为1到52之间的任意整数，其图像仍然是一条长长的抛物线（图14蓝色线）。

值得注意的是，三年统一按目标函数$g(x)$=0.00152x^2-0.474x+97减肥，是用三年时间减去体重的38%，第一年末的目标体重是g(52)=76.46kg，即第一年减了97kg-76.46kg=20.54kg，约为97kg的21%；第二年末的目标体重是g(104)=64.14kg，即第二年减了76.46kg

–64.14kg=12.32kg，约为76.46kg的16%；第三年末的目标体重是g(156)=60kg，即第三年减了64.14kg–60kg=4.14kg，约为64.14kg的6.5%。这就是说，三年的体重降比不一样，分别是21%、16%、6.5%。显然，这种做法不合适、不可取，因为前两年的体重降比都超过了13%，而且超出比例大于20%。

如果不尊重科学，非得"一条道走到黑"，那么可以肯定，第一年会很痛苦，而且无法达到预定目标"g(52)=76.46kg"。三年的减肥计划，第一年就落空（偏离预设轨道），会严重挫伤你对减肥的执念（信念），何苦呢？

正确的做法是三年中每年减去的体重比例（体重降比）一致，这个比例是$1-\sqrt[3]{60/97}$，其值为14.8%。[1]比标准值13%略超一点，是可以做到的。[2]

由此算出第一年目标为97×（1–14.8%）=82.64kg，第二年目标为82.64×（1–14.8%）=70.41kg；第三年目标为60kg。

于是，第一年的目标函数是$y=0.00531x^2-0.5523x+97$，第二年的目标函数是$y=0.004523x^2-0.941x+119.33$，第三年的目标函数是$y=0.0038498x^2-1.201x+153.69$。[3]

1　具体计算过程是：设平均每年的体重降比为q，则97（$1-q$）^{3}=60，即得（$1-q$）^{3}=60/97，解得$q=1-\sqrt[3]{60/97}$=0.148=14.8%。

2　这位女士的减肥计划也可以严格按照每年的体重降比不超过13%进行，这就需要跨四年实施：第一年，目标体重是97×（1–13%）=84.4kg；第二年，目标体重是84.4×（1–13%）=73.4kg；第三年，目标体重是73.4×（1–13%）=63.9kg；第四年，目标体重是60kg，所需时间是（63.9–60）÷63.9×400≈24周。总时长约三年半。

3　第一年的目标函数是求经过点（0,97）、顶点为（52,82.64）的抛物线；第二年的目标函数是求经过点（52,82.64）、顶点为（104,70.41）的抛物线；第三年的目标函数是求经过点（104,70.41）、顶点为（156,60）的抛物线。具体计算过程从略。

同样把它们改为"三周一结"。做变换x=3t–1，分别得：

$y_1=0.04779t^2-1.689t+97.56$,

$y_2=0.04071t^2-2.850t+120.3$,

$y_3=0.034648t^2-3.6261t+154.89$。

画出$h(t)$和y_1、y_2、y_3四个函数的图像，如图14，我们将看到这样两条减肥路径（曲线）：

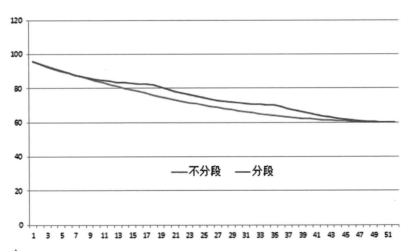

▲

图14 分段减肥与不分段减肥比照图

不分段（下面的蓝线）是直接滑到底，分段（上面的红线）则好比连续坐三个滑梯下滑。

显然，分段进行感觉更舒服，更容易获得成功。

无独有偶，儿童乐园的滑梯也有两种，比较短的是一个弯道从顶端直达底端，比较长的则是多个弯道。

减肥与此同理，时间短则一次减到位，时间长则分段进行。

18. 必要时下狠招

减肥过程中，目标导向很重要。但仅有一个总目标不够，因为目标离得太远，你看不到目标，遇到挫折便容易失去信心、半途而废。应该建立目标体系，包括：①总目标，即减肥后的目标体重W_1；②每周目标，即前文所述的目标函数值$g(1)$、$g(2)$、…、$g(t)$；③每天目标（这是必要时的狠招），在某周前几天偏离周目标时，需要明确后面几天的目标体重，以免这一周实际体重的平均值远离目标。防微杜渐，才能确保万无一失。

所以还得有计算每天目标体重的公式，这个公式有点复杂。

公式15： $f(n)=\left(7W-\sum_{i=1}^{n-1}W_i\right)/(8-n)$。$f(n)$表示某周第$n$天目标体重，$W$表示该周目标体重，$\sum_{i=1}^{n-1}W_i$表示该周前$n-1$天实际体重之和，$8-n$表示该周剩下的天数。

举个例子就好懂了。假如本周目标体重是70kg，那么：

第1天目标$f(1)=70$kg，实际体重是69.9kg，低于目标。

第2天目标$f(2)=(70×7-69.9)/6=70.02$kg，实际体重是69.9kg，仍然低于目标，挺好。

第3天目标$f(3)$=[70×7-（69.9+69.9)]/5=70.04kg,实际体重70.3kg,高于目标（偏离）有点多，但没有突破目标上限70kg+0.5kg，后面几天需要加油。

第4天目标$f(4)$=[70×7-(69.9+69.9+70.3)]/4=69.98kg，实际体重70.7kg，偏离较严重，超越了目标上限70.5kg。

第5天，$f(5)$=[70×7-(69.9+69.9+70.3+70.7)]/3=69.73kg，实际体重70kg。要回落到70kg的目标，只需后两天实际体重都不超过$f(6)$=69.6kg，还是可能的。（第5天的体重比第4天扳回了0.7kg，这是个转折点，非常关键。）

第6天，$f(6)$=[70×7-(69.9+69.9+70.3+70.7+70)]/2=69.6kg，实际体重恰好是69.6kg，控制得非常好。

第7天，$f(7)$=70×7-(69.9+69.9+70.3+70.7+70+69.6)=69.6kg，实际体重是69.3kg。目标实现!

这是一个真实案例。像这样把工作做细，怎么可能不成功呢？

[附]上述公式也可用递推公式表述：

$f(1)=W$，$f(n+1)=[(8-n)f(n)-W_n]/(7-n)$。其中$f(n)$表示某周第$n$天目标体重，$W$表示该周目标体重，$W_n$表示第$n$天实际体重。

前述例子，我们有：

$f(1)=70$；

$f(2)=[7f(1)-W_1]/6=[7×70-69.9]/6=70.02$；

$f(3)=[6f(2)-W_2]/5=[6×70.02-69.9]/5=70.04$；

$f(4)=[5f(3)-W_3]/4=[5×70.04-70.3]/4=69.98$；

$f(5)=[4f(4)-W_4]/3=[4×69.98-70.7]/3=69.73$；

$f(6)=[3f(5)-W_5]/2=[3×69.73-70]/2=69.6$；

$f(7)=2f(6)-W_6=2\times 69.6-69.6=69.6$。

当然，$f(1)$、$f(2)$、…、$f(7)$的值同样可以借助Excel表格帮忙（自动生成），不必一个一个地计算。

19. 减肥第一学问：称重

实施减肥的第一步，不是考虑怎么吃、怎么动，而是学会"称体重"，以正常、正确的心态对待体重数据的变化。每次举办讲座讲到这里，笔者都能从现场观众的表情中读到："什么，学会称体重？""称体重谁不会呀，还要学？"

别急，还真有不（会）称体重的人，而且至少有五种情况：

第一种，办公室（宿舍）没有体重秤，只能回家称体重。

第二种，虽然有体重秤，但不是每天都称体重。

第三种，基本能够每天称体重，但每天称重时间、方式不一致，有时早上，有时晚上；有时裸称，有时穿戴整齐称。

第四种，能坚持每天称体重，但不做任何记录。

第五种，坚持每天称体重并做记录，但不做数据分析。

笔者曾对117名大一、大二超重（肥胖）学生做了一个关于"减肥态度"的问卷调查，全卷25题，每题满分4分，选项A、B、C、D、E及以下分别计4、3、2、1、0分。

请看前5题的调查结果——

1.你想减肥吗?(　　)

A.很想　　　　　　B.想　　　　　C.有点想　　　D.无所谓　E.不想

剖析 众数在选项E,占28%。很想、想减肥的人合计占41%,本题态度分为1.88(满分4分)。

2.你宿舍(办公室)有体重秤吗?(　　)

A.有　　　　　　　E.没有

剖析 众数在选项E,百分比高达84%。宿舍里连体重秤都没有,怎么可能减肥? 本题态度分为0.65(满分4分)。

3.你家里有体重秤吗?(　　)

A.有　　　　　　　E.没有

剖析 众数在选项A,但只占52%。也就是说,48%的同学在家也没法称体重。本题态度分为2.085(满分4分)。

4.你经常称体重吗?(　　)

A.几乎每天都称　　B.偶尔称　　C.周末才称　　D.很少称　　E.不称

剖析 众数在选项D,占41%。很少称、不称体重的人合计高达61.5%,本题态度分为1.598(满分4分)。

5.你一天通常称多少次体重?(　　)

A.7次以上　　　　B.4—6次　　C.2—3次　　D.1次　　　　E.0次

剖析 众数在选项E,占74%,约为上题C、D、E的数据之和。本题态度分为0.368(满分4分)。

总体态度如何呢? 我们用数据说话:这5道题的态度总分满分是20分,实际得分是6.58分,才32.9%,太低了。

态度决定行动,这样的态度不改变,减肥不可能成功。

实施减肥之前,我们要做的第一件事,是买三个质量比较好的体重秤，家里放一个，单位办公室（或学校宿舍）放一个，还有一个小一点的作为旅途专用。

减肥第五定律：一人三秤，每天称体重。

在减肥最困难时期，笔者甚至尝试：每天称7次体重。

具体做法是，以三周为一个单元（周期），每天选取七个时间点记录体重数据，这七个时间点依次是：早饭前，早饭后，午饭前，午饭后，晚饭前，晚饭后，临睡前。

表3　七点精准减肥数据采集表

日期	饱和度	饮食量	早晨	早饭后	午饭前	午饭后	晚饭前	晚饭后	睡前	周平均
3.5	8.0	1.95	63.7	64.3	64	64.4	64.3	65.2	64.5	
3.6	5.6	1.3	63.7	64	64	64.4	64.2	64.8	64	
3.7	5.8	1.5	63.5	64	64.3	64.7	64.4	65	64.3	
3.8	5.1	1.3	63.7	64.1	64.3	64.7	64	64.5	63.5	63.8
3.9	8.4	1.9	63	63.4	63.5	64.0	64	65	65.2	
3.10	8.8	2	64.3	64.7	64.6	65.3	65.2	66.2	66.2	
3.11	5.3	1.4	64.9	65.5	65.5	65.7	65.7	66.3	65.5	
3.12	4.7	1.2	64.3	64.6	64.7	65.2	65	65.4	64.3	
3.13	6.1	1.4	63.8	64.1	64.3	64.8	64.1	64.7	64	
3.14	5.2	1.3	63.5	63.9	64.2	64.7	64.2	64.7	64.2	
3.15	6.15	1.6	63.7	64.2	63.8	64.2	64.3	65.0	64.2	63.6
3.16	7.8	2.1	63.3	64	63.9	64.5	63.9	64.7	64.2	
3.17	6.9	1.9	63.5	64.2	64.4	64.9	63.7	64.4	64	
3.18	7.2	2.1	63.1	63.8	63.7	64.5	63.9	64.5	64	

日期	饱和度	饮食量	早晨	早饭后	午饭前	午饭后	晚饭前	晚饭后	睡前	周平均
3.19										
3.20										
3.21											
3.22										####
3.23										
3.24										
3.25										
平均	6.5	1.64	63.7	64.2	64.2	64.7	64.3	65.0	64.4	####

这样做有三大好处：

一是能够精确地掌握三餐前后的体重变化情况，知道自己吃了多少，有没有摄取过量的食物，以便合理地控制各餐饮食量；

二是能够精确地掌握晚饭后到睡前这段时间的体重变化情况，了解晚饭后运动消耗热量对体重消耗的影响，以便合理地调控晚餐后的运动量；

三是能够精确地掌握临睡前到次日晨起这段时间的体重变化情况，知晓真正属于自己的"基础代谢率"（参看下一节公式17），以便更准确地知道自己的自然消耗，从而决定自己究竟吃多少最合适、最有利于健康。

在表3中，笔者特地删去了第三周的数据，是为了解读"精准"的含义：不但每天记录七个体重数据，而且对于每个时间点的体重数据，都刻意努力做到更低——低于同一时间点体重数据（同一列数据）的当前平均值。

例如3月18日这一天，第一个数据63.1（早晨体重），低于平均值

63.7；第二个数据63.8（早饭后体重），低于平均值64.2……第七个数据64（睡前体重），低于平均值64.4。

即便哪天因为特殊情况做不到"低于平均值"，也要在后面的时间点"把反弹上去的体重降回来"。显然，只要各个时间点做到了"低于平均值"，就能确保各周的平均体重持续下降。即便出现反弹，也在可控范围内，不会一发不可收拾。

不妨把上述做法称为"七点精准减肥"。这一做法就是把终端控制细化为过程控制，所以它必定更有效。此做法太费心，只需在特定时期持续一段时间即可，不必覆盖全程。[1]

1　关于称体重的频率，数学减肥和其他减肥方法不同。许多专家不主张频繁称体重，认为每周称一次体重即可，以免产生焦虑，影响减肥信心；数学减肥主张"平均值法"记录体重，即每天称体重，每周计算平均体重，高度重视各周平均体重与目标值的差额，努力使差额绝对值不超过0.5kg，以此不断增强信心。也可以做一些变通，采用下列方法：
　　①极小值法，仍然每天称体重，但每周只记录7天中最低的体重；
　　②固定日法，每周相对固定某一天称体重，并以此作为本周体重。

20. 减肥第二学问：吃饭

终于讲到吃了。有两种心态最为常见：一是管不住嘴，想吃就吃；二是有负罪感，不敢吃。无论哪种心态，背后原因都一样——不知道自己能吃多少。

能吃多少食物？这和基础代谢率有关，国际通用计算公式是：

公式16（通用算法）：女性基础代谢率(大卡)=661+9.6×体重(kg)+1.72×身高(cm)-4.7×年龄；男性基础代谢率(大卡)=67+13.73×体重(kg)+5×身高(cm)-6.9×年龄。

饮食量的确定原则是：全天饮食量不超过基础代谢率。基础代谢率是指一天中人体自然消耗的热量，只要每天摄取的食物热量不超过基础代谢率，体重就不会增加。再辅以适量的运动消耗，便能起到减肥作用。

减肥第六定律：全天饮食所含热量≤基础代谢率。

可是，问题来了：怎样才知道所吃的食物热量是多少呢？我们可以查阅各种食物的热量表，但要把每餐的食物所含热量计算出来极为困难，因为每餐的食物很多种，你很难区分出每一种食物的重量，所以不可能计算出对应的热量。

对此，笔者想到了一个好办法。我们可以把计算"一天中人体自然消耗的热量"转化为计算"一天中人体自然消耗的重量"，于是得到一个新的计算公式（不需要考虑性别）：

公式17（创新算法）：基础代谢率（克）=连续21天"（晚上临睡前体重–早上起床后体重）÷睡眠小时数×24"的平均值。

如果你晚上的睡眠时间稳定为每天8小时，那么上述公式可简化为：基础代谢率(g)=连续21天"（晚上临睡前体重–8小时睡眠起床后体重）×3"的平均值。

用公式17测算时，需要采集21天的数据并求平均值。注意，这些数据必须是纯净的，不能"掺水"，即睡前三小时不能喝水，同时晚餐饮食不能过度，否则得到的数据会失真，失真的数据应剔除。有了公式17，你才能真正知道自己能吃多少。

于是，我们有了两个计算基础代谢率的公式，一个是通用算法算出热量Q，一个是创新算法算出重量W。

公式18：总体饮食热量值Q*（大卡/100克）=基础代谢率Q(大卡)÷基础代谢率W(克)×100。

公式19：基础代谢率Q(大卡)≤基础代谢率W(克)。

在此基础上，可以借助公式18算出总体饮食热量值，这个值以不超过100为宜。也就是说，借助公式18或公式19（不等式）还能知道自己吃得是否健康：符合$Q \leq W$，说明吃得健康；不符合$Q \leq W$，说明饮食结构可能有问题。（参阅下节）

例如，减肥之初，笔者的基础代谢率是1566大卡（通用算法）、1800克（创新算法），总体饮食热量值=1566÷1800×100=87（大卡/100克）；减肥快结束时，笔者的基础代谢率是1422大卡（通用算法）、1600克（创新算法），总体饮食热量值=1422÷1600×100≈89（大卡/100克）。这就是说，笔者的饮食是低卡的，平均每100克食物所含的热量还不到90大卡。由此可见，笔者在整个减肥过程中，对饮食的控制做得非常好。

如上所述，基础代谢率应符合"$Q \leq W$"，同时我们又主张每天的饮食量接近基础代谢率，因此每天（餐）的饮食量也应该符合"$Q \leq W$"。一言以蔽之，实现"$Q \leq W$"（食物热量的大卡数不超过食物重量的克数），是减肥成功的重要秘诀之一。

那么，怎样才能做到"$Q \leq W$"呢？

道理很简单，在总量控制的前提下，每100克所含热量低于或等于100大卡的食物多吃，每100克所含热量超过100大卡的食物少吃。至于两者的比例，可以大致地划定为：前者（微热量、低热量食物）约占70%，后者（中热量、高热量食物）约占30%。值得注意的是，Q/W的值并非越小越好，其标准值为1。

减肥第七定律：食物热量（大卡）≈食物重量（克）。

如果觉得按公式17采集数据太麻烦，也可以偷懒：用公式16算出基础代谢率的大卡数，把这个数值确定为每天饮食量克数，并按第21节的要求搭配四类食物。

21. 吃饭绝招：三个均衡

关于"吃"，不仅要关注吃多少，而且要讲究怎么吃。例如，吃饭时要掌控节奏，不能狼吞虎咽，细嚼慢咽才有利于健康，也有利于减肥。更重要的是，要做到均衡饮食。

均衡饮食不仅是减肥的需要，更是养生的需要。可是，怎样的饮食才是均衡饮食呢？笔者的观点是，要达到"三个均衡"：饮食份量均衡，用餐时间均衡，营养搭配均衡。

饮食份量均衡是指三餐饭的份量基本相同或相差不大。也就是说，不要厚此薄彼，哪一顿饭都不应该多吃，也不应该少吃。"早吃好、午吃饱、晚吃少"的说法并不科学，"过午不食"的说法更是不符合当今时代。

用餐时间均衡是指两顿饭之间的间隙时间应该相等或尽可能接近，且三餐饮食量与餐后间隔时间成正比。设W表示全天饮食量，则有关时间均衡的具体建议如下：

早餐07：30，早餐量=$W \times 4/15$，餐后至午餐间隔约4小时；

午餐12：00，午餐量=$W \times 6/15$，餐后至晚餐间隔约6小时；

晚餐18：00，晚餐量=$W \times 5/15$，餐后至就寝间隔约5小时；

就寝23：00。（参阅第39节）

营养搭配均衡的标准是：一天中摄取的食物热量大卡数Q等于或接近食物重量克数W，即$Q \approx W$。（参见减肥第七定律）

怎样才能做到$Q \approx W$呢？算一算就知道了。

设100克食物所含热量为Q^*大卡，定义：

$Q^* \geqslant 180$的食物为高热量食物，其热量中位数为200大卡；

$120 \leqslant Q^* < 180$的食物为中热量食物，其热量中位数为150大卡；

$80 \leqslant Q^* < 120$的食物为低热量食物，其热量中位数为100大卡；

$Q^* < 80$的食物为微热量食物，其热量中位数为50大卡。

把上述四类食物按1:2:3:4搭配（图15），所得的100克食物中，所含热量之和恰好是：200×0.1+150×0.2+100×0.3+50×0.4=100大卡。即$Q = W$。

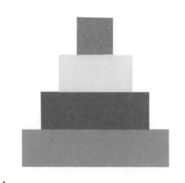

10%高热量食物（约200大卡/100克）

20%中热量食物（约150大卡/100克）

30%低热量食物（约100大卡/100克）

40%微热量食物（约 50大卡/100克）

▲
图15　食物金字塔的数学解释

也就是说，所谓营养搭配均衡，是指高热量、中热量、低热量、微热量四类食物按1:2:3:4的比例搭配。

公式20：高热量：中热量：低热量：微热量= 1：2：3：4。

例如，假如你的基础代谢率是1500克（如按公式16计算则需把大卡转换为克），那么你平均每顿饭应摄取的食物重量是500克，最佳搭配是：高热量食物50克，中热量食物100克，低热量食物150克，微热量食物200克。有些减肥者只吃素菜和少量肉，不吃碳水化合物，这种减肥方法是不科学的。

以100克计，米饭的热量约为116大卡，稀饭的热量减半（根据稀稠情况，介于40—70之间）；肉类的热量通常在150大卡以上（视品种、肥瘦程度不同而异），某些鱼的热量大约是80大卡；大部分蔬菜、水果的热量在50大卡上下。

鉴于上述分析，要做到营养均衡，高热量、中热量食品应占30%，低热量、微热量食物应占70%。所以，营养均衡的标准可简单地概括为：三荤七素。

减肥第八定律：三荤七素。

如果觉得按高热量、中热量、低热量、微热量将食物分成四类过于麻烦，那么不妨简化为两类：

高热量，$120 \leqslant Q^* \leqslant 220$，中位数为170（大卡/100克）；

低热量，$20 \leqslant Q^* < 120$，中位数为70（大卡/100克）。[1]

这两种食物按3∶7的比例搭配即可（三高七低）。如此搭配，所得的100克食物中，所含热量之和仍然是：170×0.3+70×0.7=100大卡。同样实现Q=W。[2]

22.控食秘诀：饮食数感

人们普遍认为，控制饮食关键在于意志，用意志的力量克制食欲。其实不然，饮食数感才是控食的关键所在。

控制饮食的要诀，在于知道自己每顿饭的上限，并且能够做到实际饮食不超上限。如图16，请你估算一下，这盘饭菜重量大约多少克，所含热量大约多少大卡？如果标准是500克、500大卡，这盘饭菜过量吗？如果你的估算和实际情况相差不大，那么控食对你来说就不是问题。

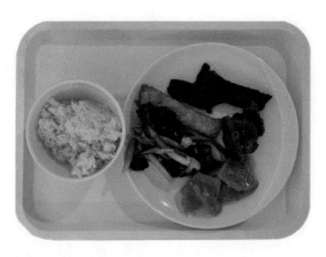

▲
图16　这盘饭菜过量吗？

类似于美感对于美术、语感对于语言、乐感对于音乐，"饮食数感"是减肥者最重要的看家本领。所谓"饮食数感"，是指每次吃饭对于放进盘子（碗）里的食物，一看就知道重量大约多少克（和实际重量的误差不超过10%）、所含热量大约多少大卡。

有了这样的"饮食数感"，你就不会出现"习惯性多吃"。因为有了这个本领（眼力），即便没有条件直接称重食物，也没有条件间接称重食物（通过饭前饭后称体重计算出食物重量），你也能做到心中有"数"，不会贪吃。

如何培养"饮食数感"呢？以测算食物重量为例，在你有条件（直接或间接）称重食物时，可以尝试先凭目测、凭感觉估计食物重量，再与称得的实际重量比照，看看是多估还是少估，差距多大……多尝试几次，就能形成（校准）"饮食数感"。

表4 "饮食数感"测试数据

调研项目		甲	乙	丙	丁	戊	己	庚	实际
第1次	晚餐重量	400	375	400	400	400	450	420	450
	晚餐热量	400	400	400	380	350	400	480	420
第2次	晚餐重量	430	480	500	500	500	550	420	726
	晚餐热量	460	620	550	600	600	500	480	600
第3次	晚餐重量	450	400	450	450	450	400	450	492
	晚餐热量	480	380	500	400	450	400	550	588

笔者多次对"饮食数感"进行调研、测试，表4中的第3次是对图16的测试，可见这盘饭菜重量恰当、热量过量。在表4中，最后一列

食物重量（克）是准确值，食物热量（大卡）是估算值，调研对象的估算值普遍小于实际值。由此可见，人们认为自己摄取的食量总是少于实际摄取的食量。正是这种不由自主的"低估"导致了不知不觉的"多吃"。

下述近似公式可大致估算食物热量：食物热量大卡数≈肉食重量克数×2+主食重量克数×1+素食重量克数×0.5。

23. 减肥第三学问：运动

在减肥过程中，适当运动和控制饮食同等重要。尤其是在体重接近底线时，需要适当增加运动量。本节给出几个关于运动的计算公式（经验公式），并举例说明。

公式21：运动消耗热量（大卡）≈三餐平均饮食量（克）×0.8

例如，某天饮食总量是1500克，三餐平均饮食量为500克，则当天运动消耗热量约为400大卡。

公式22：晚饭后运动消耗体重（预测）=运动前体重–第二天目标体重–运动起始到第二天起床期间自然消耗的体重。

例如，某晚运动前体重72kg，第二天目标体重71kg，运动起始到第二天起床自然消耗0.6kg（此数据因人而异），那么这天应通过运动消耗掉的重量=72–71–0.6=0.4kg。

根据第12节介绍的实验数据，慢走2000步可消耗48大卡热量，快走4000步可消耗144大卡热量，慢跑4000步可消耗288大卡热量，合起来可消耗：48+144+288=480大卡热量。又因为"运动热量大卡数Q约等于消耗重量克数W"，所以慢走2000步+快走4000步+慢跑4000步可减去480g（约0.5kg）重量。

慢走、快走、慢跑是简单易行的运动，即便没有其他有氧运动，像公式23这样安排的每天一万步运动量可谓最佳设计。

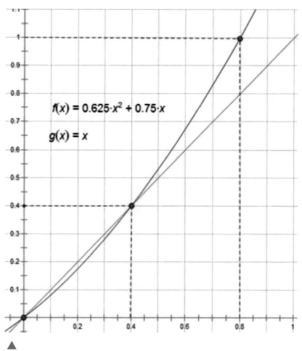

▲
图17　消耗重量$W=f(x)$与运动热量$Q=g(x)$比照图

前述计算用到的"运动热量大卡数Q约等于消耗重量克数W"是大致说法。笔者在反复实验时发现：当Q较小时，W与Q的值比较接近；当Q超过400大卡时，随着Q增大，W>Q，且W–Q越来越大（图17中，黑色曲线是W=f(x)，红色直线是Q=g(x)）。

下面是笔者的一组实验数据：

表5 运动热量（千大卡）和消耗重量（千克）对应值

运动热量Q	0.12	0.4	0.55	0.6	0.8
消耗重量W	0.1	0.4	0.6	0.7	1

由此得到两者的函数关系为：

公式24： $W=0.625Q^2+0.75Q$，**Q表示运动产生的热量（千大卡），W表示由运动所消耗的体重（千克）。**

这个公式的作用是，当我们在户外运动时，不用称重，只看运动手环或手机所显示的热量数，即可根据这个公式（函数解析式）估算出体重消耗情况。

估算时可采用近似算法：

$0< Q \leq 0.4$时，$W=Q$；$0.4< Q \leq 0.8$时，$W=1.5Q-0.2$。

这就是说，运动热量不超过400大卡时，消耗体重克数约等于热量大卡数；运动热量超过400大卡时，每超过100大卡，大约可多消耗50克体重。

可见，对于运动量来说，400大卡热量是个"坎"，过了这个坎（运动量超过400大卡）会有50%的奖励。

表6 $W=0.625Q^2+0.75Q$的部分函数值

热量Q	0.1	0.2	0.3	0.4	0.5	0.6	0.7	0.8	0.9	1
重量W	0.08	0.18	0.28	0.4	0.53	0.68	0.83	1	1.18	1.38

24. 运动绝招：提升效能

　　适合减肥的运动很多，如游泳、跳绳、跳舞、打球、骑行等运动都很好，笔者偏好跑步、走路这类最方便的运动。

　　根据加拿大科学家的一项研究，每周最小锻炼量只需40分钟就有助于保持身体健康，但这40分钟是高强度的间歇性锻炼，锻炼者需要将运动强度增加到最大极限。

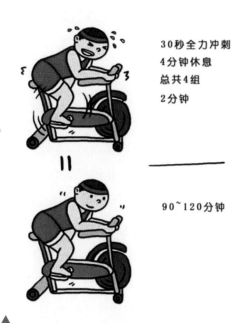

30秒全力冲刺
4分钟休息
总共4组
2分钟

90~120分钟

▲ 图18　运动效能和运动强度成正比

如图18所示（图片来自网络），骑动感单车者全力冲刺30秒、休息4分钟，如此重复做4次，用时18分钟（实际运动2分钟），其效果等同于常规速度锻炼90—120分钟。

笔者没有试过这种高强度间歇训练，但通过采集数据知道：慢跑消耗热量∶快走消耗热量∶慢走消耗热量=3∶1.5∶1。也就是说，运动效能和运动强度密切相关。

不管什么运动，都需要考虑运动效能。运动效能涉及三量：时量（持续时间）、数量（运动量）、质量（消耗热量）。

同样是跑步，是时间短一点、跑快一点效果好，还是时间长一点、跑慢一点效果好呢？凭直觉，跑步时长适量、速度适中，效果才是最好的。可是，运动效能如何计算呢？

笔者曾连续三天收集了相关数据：

第一天，用45分钟跑了6482步，消耗热量413大卡；

第二天，用40分钟跑了6159步，消耗热量404大卡；

第三天，用30分钟跑了4674步，消耗热量305大卡。

问题来了，这三组数据，哪个的效能最高呢？

这个问题不难，我们可以通过折算对比：

45分钟6482步413大卡=30分钟4321步275大卡；

40分钟6159步404大卡=30分钟4619步303大卡；

30分钟4674步305大卡=30分钟4674步305大卡。

对比上述三个等式的右边，可知第三天的运动效能最高。但需要注意的是，步数和消耗热量数并非与时间成正比。30分钟大约可以跑4500步消耗热量300大卡，但很难以同样的"效能"在60分钟内跑9000步消耗热量600大卡。这是生活常识，因为我们会越跑越慢，直到最后累得跑不动。所以，只有时间相差不大时，才可以用上述折算对比法进行比对。

显然，运动效能（用r表示）和消耗热量Q、运动速度V成正比，和时间t成反比。以跑步或步行为例，我们有$V=y/t$（y表示步数）。于是运动效能$r=j \cdot QV/t=j \cdot yQ/t^2$，其中系数j的实验数据是1/16，即得$r=yQ/16t^2$。

公式25：运动效能$r=yQ/16t^2$，其中t为时量（分钟），y为数量（步）、Q为质量（消耗热量大卡数）。

按此公式，我们有：

第一天，$r=6482×413/16×452=83$；

第二天，$r=6159×404/16×402=97$；

第三天，$r=4674×305/16×302=99$。

笔者还采集了另三组实验数据：同样6000步，慢跑需40分钟，消耗热量432大卡；快走需50分钟，消耗热量216大卡；慢走需60分钟，消耗热量144大卡。

三者对应的运动效能分别为：

慢跑，$r=6000×432/16×402=101$；

快走，$r=6000×216/16×502=32$；

慢走，$r=6000×144/16×602=15$。

显然，慢跑的运动效能最高。

是不是跑得越快效能越高呢？理论上确实如此，但不能把平时运动当奥运会。笔者认为，最快不要超过200步/分。

第三章

坚持

水滴石穿

减肥的"每一滴水"，可能是咽下
的口水，也可能是洒下的汗水。

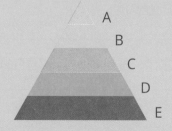

关于坚持，有人认为：水滴石穿，是水的力量，更是重复和坚持的力量。

但是，我们也经常看到，有些人特别有毅力，特别能坚持，但减肥还是失败了，这是为什么呢？

究其原因，是因为方向反了或方法错了。坚持错误的方向或方法，其结果只能是：你越坚持，离成功越远。

有了正确的方向、方法，起决定作用的便是坚定的信念——坚持按正确的理念（方向）、方法去做，直到成功。

我们相信，每一滴水都带着穿透的力量。减肥的"每一滴水"，可能是咽下的口水，也可能是洒下的汗水。

减肥第九定律：每一滴水都带着穿透的力量。

---

25. 口水与汗水的战争

减肥是什么？在笔者看来，减肥是口水与汗水的战争：咽下口水，洒下汗水，减肥便成功了。

这是笔者关于减肥最深切的感悟。求学、工作几十年，从不认为自己是成功人士，但自信是"减肥成功人士"。

减肥真的不难，不就是口水和汗水的战争嘛！

先说"口水"。所谓咽下口水，不是简单粗暴地"管住嘴"，这也不能吃，那也不能吃。我们只需对高热量食品咽下口水，不需要委屈自己的肠胃。如表7，热量超过200大卡的食物尽量别碰或少吃。以吃饺子为例，笔者在减肥期间是数着吃的，每顿只吃一打（12个），按表7的热量表计算，12个饺子约500大卡（42×12=504），正好符合基础代谢率的要求。即便多吃了几个也没关系，笔者能够迅速了解需要增加多大的运动量把多吃的饺子消耗掉：假如多吃了3个，则多摄取了126大卡热量，需要多跑1750步，或多走5000步。

减肥者应该了解常见食物的热量。不必全部清楚，但至少对自己喜爱的食物要知晓。需要提醒的是，我们可以在万能的网络上查阅到几乎所有食物所含热量，但一定不能盲目轻信、照搬，凡是没有经过自己亲身体验、验证的信息都应该抱着质疑的态度，必要时应该亲自去鉴别。

表7 部分食物热量表（大卡/100克）

分类	名称	热量	名称	热量	名称	热量
主食类	豆浆	15	白米饭	126	面条	270
	白面包	130	老面馒头	225	肉包1个	250
	稀饭	58	水饺10个	420	油条	386
	小米粥	46	方便面	470	牛肉面	540
水果类	葡萄	43	香茄	18	草莓	30
	苹果	52	香蕉	90	西瓜	25
	菠萝	42	荔枝	70	猕猴桃	53
	橙子	47	龙眼	71	木瓜	27
	桃子	38	芒果	32	哈密瓜	34
蔬菜类	冬瓜	11	土豆	76	芹菜	20
	黄瓜	15	生菜	12	豆腐干	141
	白萝卜	16	南瓜	22	四豆	30
	苦瓜	18	茄子	23	花生仁	580
	香菇	19	木耳干	205	豆腐皮	95
肉食类	肥猪肉	820	瘦猪肉	331	羊肉	203
	鸡肉	166	鸡蛋1个	70	牛肉	125
	鳝鱼	60	鲫鱼	108	鱿鱼	75
	蟹黄	660	小龙虾	85	鲜贝	77
饮品类	白开水	0	58°白酒	700	薯片	550
	乌龙茶	1	食用油	899	可乐	150
	红茶咖啡	3	饼干	546	酸奶	82
	柠檬水	26	巧克力	586	冰淇淋	200

原因有二：

一是数据可能不准确，或者标准不一致。例如，10个饺子热量420大卡，那得看多大的饺子，热量表里是说10个饺子100克，每个饺子10克。如果饺子特别大，每个20克，那么10个饺子所含热量就是

840大卡。此外，还得看饺子里面的馅，肉馅和素馅所含热量差别很大；同样是肉馅，也得看肉的多少。

二是因人而异，即便是同一种食品，不同人的消化情况很可能存在较大的差异。例如，表7显示，100克花生仁所含热量580大卡，这个数额太大了，由此得出的结论必然是：花生不能碰。但笔者的体验恰恰相反，经常吃花生，甚至把花生当减肥食品。不过，仅限于带壳的熟花生，油炸花生仁很少吃。

再说"汗水"。笔者认为，运动时出点微汗就行了，不必大汗淋漓。如表8，23种项目中消耗热量较大的项目（600大卡以上）只有：游泳，练武术，快跑，慢跑。

表8　部分运动项目消耗热量表（大卡/60分钟）

分类	项目	热量	项目	热量
高强度	游泳	1036		
中强度	练武术	790	快跑	700
	慢跑	648		
低强度	爬楼梯	480	打拳	450
	跳绳	448	仰卧起坐	432
	滑雪	354	打网球	352
	快走	324	健美操	300
	打桌球	300		
微强度	骑马	276	跳有氧运动	252
	郊游	240	打高尔夫球	186
	骑脚踏车	184	泡澡	168
	慢走	144	洗碗	136
	溜狗	130	逛街	108

以上热量表数据会因运动强度的不同而有所浮动，仅供参考。

对应于前文把食物分成高热量、中热量、低热量、微热量四类，这里不妨把运动也分成四类。

1.高强度运动：每分钟消耗热量大卡数 Q 满足 $Q \geq 15$。表8中只有游泳属于此类。

2.中强度运动：每分钟消耗热量大卡数 Q 满足 $10 \leq Q < 15$。表8中只有练武术、快跑、慢跑属于此类。

3.低强度运动：每分钟消耗热量大卡数 Q 满足 $5 \leq Q < 10$。表8中快走、爬楼梯（不适合年龄大的人）、打拳、跳绳、仰卧起坐、滑雪、打网球、打桌球、健美操等9个项目属于此类。

4.微强度运动：每分钟消耗热量大卡数 Q 满足 $Q < 5$。表8中骑马、慢走、郊游、遛狗、逛街等10个项目属于此类。

其中低强度运动比较容易做到，微强度运动很容易做到，即便运动一小时也可能不出汗或微出汗。减肥运动应以中强度运动为主，辅之以低强度运动、微强度运动。例如笔者在减肥期间热衷于"一万步"：慢走2000步、快走4000步、慢跑4000步，消耗热量480大卡。慢跑时能微出汗。

笔者认为减肥时要慎用高强度运动，因为高强度运动虽然消耗的热量非常大，但容易刺激食欲，导致饮食过量——因为多动而多吃，得不偿失。

可见饮食与运动是既对立又统一的两个方面，必须考虑两者的平衡，不可偏爱节食减肥，也不可偏爱运动减肥。

26. 减肥就是"去库存"

减肥就是去库存。减肥成功，就是每天的库存都被及时去除；减肥失败，就是经常出现旧库存没去掉，新库存又增加了。

笔者在减肥第24周有两次重要聚会，第一次是赴婚宴，开餐时间晚吃的又多，大约吃了1.1kg；第二次是朋友聚会，开餐时间更晚吃的更多，吃了大概3小时，估计吃了1.5kg，相当于平时一天的食量。为了给这两次暴食"去库存"，笔者下了狠手：赴婚宴的第二天中午没吃饭，结果把体重从66.4kg拉低到65.6kg；朋友聚会的第二天在单位值班，早餐几乎没吃（只喝了半瓶果汁，约150ml），午餐只吃了半碗小面，晚上也吃得非常简单，结果迅速把体重从67kg拉回到66kg以下。

要不要继续减？以前是"大脑说了算"，大脑说还得减，那就继续往下减；后来是"身体说了算"，身体说不能再减了，那就到此为止，不要勉为其难；现在是"数学说了算"，有了目标函数后，只要目标还没达到，就得继续努力。

我们可以库存财富，各种银行（货币银行）为此应运而生；可以库存素质，笔者2011年起创新提出"素质银行"的理念就是出于这方面的考虑；但不能把肚皮当"身体银行"，拿它来库存食物，让库存后的食物变成脂肪。

体内食物一旦出现库存，必须及时去除。

27. 减肥必须触及"底线"

减肥实验快满半年时，身边的同事、朋友不断有人劝告"不要再减了"，但笔者认为还不该"刹车"，理由如下：

第一，减肥这件事，必须经历各种考验。季节、气候的变化，寒暑假自由自在的生活状态，出差、回乡等特定的饮食环境，都会影响体重变化。所以，如果没有整整一年的实验数据，很难给减肥效果下结论，即便前半年有效，也可能在后半年反弹。

第二，减肥这件事，必须触及"底线"。虽然笔者通过数据分析，预测自己的体重底线介于62.5kg与64kg之间，但底线究竟是多少，是否符合这个预测，都需要在实践中检验。

可是，怎样科学地确定"体重底线"呢？

先厘清概念。所谓体重底线，就是一段时间内，在不损害健康的前提下，无论你多么努力都无法逾越的体重最低界限。

需要注意甄别的是，不能把体重底线等同于目标体重。实际上，你的体重底线应该小于或等于你的目标体重，否则你确定的目标体重、目标函数是无效的。

体重底线有三种：单日体重底线，一周平均体重底线，三周平均体重底线。我们可以用数学方法来给出定义。

单日体重底线：如果第n天的体重为a，之后连续63天（9周）的体重都高于或等于a，那么a就是单日体重底线。

一周平均体重底线：如果第n周的平均体重为b，之后连续9周（即第$n+1$周至第$n+9$周）的平均体重都高于或等于b，那么b就是一周平均体重底线。

三周平均体重底线：如果第n个周期（即第$3n-2$周、第$3n-1$周、第$3n$周）的平均体重为c，之后连续三个周期的平均体重都高于或等于c，那么c就是三周平均体重底线。

一般地，我们有：

公式26：单日体重底线≤一周平均体重底线≤三周平均体重底线。（三种底线不一定出现在同一周期内）

所以，要不要"刹车"，只需关注是否出现"体重底线"。

值得注意的是，如果以下三个数据都达到了，那么不再需要继续往下减，即便你还能减下去：

1.单日体重最低纪录≤最终目标体重−1kg；

2.一周平均体重最低纪录≤最终目标体重−0.5kg；

3.三周平均体重最低纪录≤最终目标体重。

也就是说，即便单日体重、一周平均体重降到最终目标体重之下，也需要继续坚持一段时间才可以止步，因为需要强化"肌肉记忆"。让肌肉"记住"当前的体重，才不容易出现反弹。肌肉记忆很厉害，往下减不容易，反弹却很容易，只要稍微多吃一点，体重"噌噌噌"地就涨上去了。

28. 一起减更容易

减肥这件事也喜欢扎堆，如果没有伙伴或对手，一个人孤独地减，比较难以见效。如果几个人尤其是夫妻一起减，效果会特别明显。这就好比跑步训练，如果有人陪练，跟着一起跑，可以激发训练者的潜能，从而取得突飞猛进的成绩。

笔者减肥成功后的第二年，太太主动要求尝试快乐数学减肥，给她的计划是：用42周减掉7.5kg（体重降比为10.6%），目标是63kg（和笔者第二年的目标一致）。

笔者特地把两人的体重数据放在同一个表格里进行对比，目的是想让太太直观地看到：一旦两人的单日体重曲线相交，则离她的目标实现为时不远；如果两人的周平均体重走势曲线相交，则她的目标已经实现。

果然不出所料：在第30周之后，两人的体重曲线开始交织在一起，难舍难分……最后4周，太太的体重比我还低。

在她减肥的42周内，我们同吃同住同运动，如此"三同"，确保了同一目标的实现。

即便两人的目标体重不一致，也可采取"平移法"将两人的体重数据放在同一个表格里，形成你追我赶的氛围。或者按第35节介绍的方法，比"目标趋近度"。伙伴之间可以起到加油助威的作用，一起减更容易达成目标。

29. 微断食

快乐减肥第二年，笔者致力于探索保持体重的科学方法。

前两周控制得不错，第三周遭遇四天出差，这是一个挑战，但笔者用"微断食"的方法，仅两天就恢复了出差前的体重。

表9　微断食案例（第二年第3周）

日期	周日	周一	周二	周三	周四	周五	周六
体重	62.8	62.9	63.5	64.1	63.7	62.8	

如表9所示，第三周的第一天（周日）午饭后，笔者离开深圳，全天饮食正常，周一早上体重没有出现异常；周一饮食比平时稍微多了一些，因为没有运动量，周二早上体重上升到63.5kg；周二中午吃得比较好，晚餐更加丰盛，结果体重飙升到64.1kg；周三中午饮食量控制得较好，晚上只吃了一个苹果，在飞机上吃了简餐，周四的体重已经出现明显回落，下降0.4kg。整个出差的四天里都没有什么运动量，虽然体重出现反弹，但幅度不大。

为了恢复到出差前的体重，笔者在周四那天采取"微断食"，饮食量相当于平时的2/3。[1]结果周五早上体重为62.8kg，比周四下降了0.9kg，刚好回归到出差当天的体重。

---

[1]　这个概念是从"轻断食"中得到启发。轻断食是从一周7天中选出2天，女士只需摄入500大卡的热量，男士需摄入700大卡。也就是说，"轻断食"期间的一天饮食量，大约只是平时一天饮食量的1/3。

30. 举一反三

这里给出"举一反三"的另类解读：一天胡吃海喝涨（举）上去的体重，需要用三天的微断食才能扳（反）回去。

举例说明。这是笔者2017年暑期某周7天的体重记录：63.1，63.3，64.2，63.4，63.5，64.1，64.9。

后面两天情况特殊，笔者在成都出差。回来后第一天的体重是65.4kg，比去之前涨了1.9kg，是减肥第二年最高记录。

出差期间可谓空前暴饮暴食。出发当晚就吃了三顿，第一顿在食堂吃，大约0.5kg；第二顿在飞机上吃了个鸡肉汉堡，大约0.25kg；第三顿在成都某餐厅吃宵夜，估计吃了1kg。第二天早上简单，只吃了一碗面，但面里有两大块牛肉，估计每块100克；中午几个人吃了一大锅柴火鸡（图19）；晚上更绝，朵颐美味川菜，吃了三小时，离桌前还吃了一碗长寿面和一大块蛋糕，这顿饭至少吃了1.5kg，相当于平时一天的饭量。

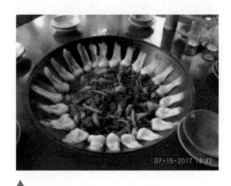

▲ 图19 成都的柴火鸡（美味川菜）

不过，第二天我的体重便下降到64.5kg，第三天又下降到64.0kg，当时预感到第四天就能恢复到入川前的63.5kg——结果实际数据更低，才63.3kg。仅用三天时间就由65.4kg回落到63.3kg，而且不怎么费力。

从成都回来后一周的体重记录为：65.4，64.5，64.0，63.3，62.8，63.1，63.1。后三天的体重都在63.1kg以下，周平均体重为63.74kg，略低于上周数据63.79kg。

哈哈，一切都在掌控之中。笔者是怎么做到的呢？

第一天，只吃了两顿，10:30吃早饭，18:30吃晚饭，结果体重下降了0.9kg。

第二天，在自驾回老家路上，早、中两餐吃的全是干粮，没有什么油水，晚上正常用餐，结果又减了0.5kg。

第三天，笔者稍加控制，不吃得太油腻，目标便达到了。何况即便没达到，再多花一天时间也无妨，举一反三中的"三"是多的意思，也可以理解为"不少于三"。

也许有人要问："我的体重是连续三天涨上去的，那该怎么办呢？"从理论上讲，连续三天涨上去的体重，可以用九天扳回去。但实际上可能做不到，这里面有个"迭代现象"：连续暴食产生"迭代加重"，这时的迭代是一种惩罚；连续节食产生"迭代减重"，这时的迭代是一种奖励。

必须理性对待饮食，一定不能连续三天暴饮暴食。

同理，一周胡吃海喝"举"上去的体重，需要用三周时间才能"反"回去；一个月胡吃海喝"举"上去的体重，需要用三个月时间才能"反"回去……这个"举一反三"理念是减肥利器，更是不可忽视的"警报器"。

31. 减肥的三个时期

在漫长的减肥过程中，人们一定会经历容易减、缓慢减、很难减三个时期。对此，本书分别称为**速降期**、**缓冲期**、**平稳期**。这三个时期对应的时间区间如何划分呢？笔者发现，用美妙的"黄金分割点"作为分界点，是最好的策略。

黄金分割点是指把一条线段分割为两部分，使其中一部分与全长之比等于另一部分与这部分之比。

$$AC/AB=CB/AC（AC^2=CB \cdot AB）$$
$$C是黄金分割点$$

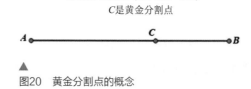

▲
图20　黄金分割点的概念

如图20，点C是线段AB的黄金分割点，$AB=1$，设$AC=x$，则$CB=1-x$。由$AC/AB=CB/AC$，得$AC^2=CB \cdot AB$，即$x^2=1-x$，$x^2+x-1=0$，解得$x=(\sqrt{5}-1)/2$。这是一个无理数，其近似值为0.618。由于按此比例设计的造型十分美丽（完美），因此称为黄金分割，这个分割点就叫做黄金分割点。

考虑到点C是线段AB的黄金分割点，还可以是$CB^2=AC \cdot AB$，这时得到的是$CB=0.618$，即$AC=0.382$。0.618和0.382都是黄金分割比，两者之和为1，而且：$0.618^2=0.382$。

所以，一条线段上有两个黄金分割点。如图21，C_1、C_2都是线段 AB的黄金分割点，其中$AC_1/AB=0.618$，$AC_2/AB=0.382$。

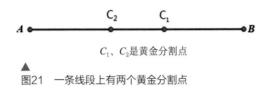

C_1、C_2是黄金分割点

▲
图21 一条线段上有两个黄金分割点

假如减肥所需时间是一年（52周），那么它的两个黄金分割点分别是：$52×(1-0.618)≈20$周，$52×0.618≈32$周。于是得到：

速降期，第1—20周；

缓冲期，第21—32周；

平稳期，第33—52周。

其中，速降期和平稳期都是20周，缓冲期是12周。[1]

当然，减肥的三个时期中，每一个时期都可能遇到困难，每一个时期都需要坚持。但是，不同时期遇到的困难，其性质、程度都不相同，越到后面越难。[2]

读者也许要问，黄金分割点用在这里，合适吗？

我们用数据和事实说话。

---

1 出于"三周一结"的需要，笔者习惯于把减肥所需时间设定为3的倍数，即把52周延长为54周。这时，速降期和平稳期都是$54×0.382≈21$周（7个周期），缓冲期仍然是12周（4个周期）。

2 假如有人减肥时间需要三年，那么他的减肥过程应该是先分段、再分期，即按每年一段分成三段，每段都需要经历速降、缓冲、平稳三个时期，切不可把整个三年拿来黄金分割分成三个时期。（参见第17节）

笔者的减肥目标是用一年时间（52周）减去10kg，目标函数是 $f(x)=0.0037x^2-0.3848x+72.8$，其图像如图22所示。

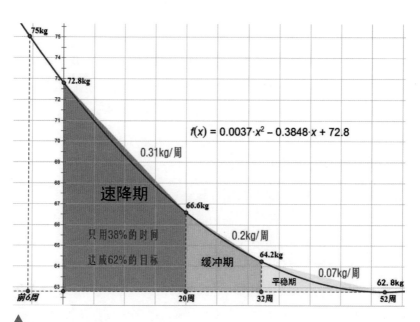

▲
图22　减肥的三个时期（以作者为例）

奇妙的是，$f(20)=66.6$kg，这时的体重下降值6.2kg约为（理论上是恰好等于）目标值10kg的0.618倍，即：在速降期，用全程时间的0.382倍，可完成应减体重的0.618倍。

上述结论不失一般性，称为黄金减肥定律。其数学表述是：对于任何目标函数$g(x)=a(x-t)^2+W_1$，时间经过$0.382t$周可减重$0.618\triangle W$（t为全程时间，$\triangle W$为应减重量）。[1]

证明：设目标函数为$g(x)=a(x-t)^2+W_1$，$x=1,2,3,\cdots,t$，则应减体重$\triangle W=g(0)-g(t)=at^2+W_1-W_1=at_2$。

在速降期（时间经过$0.382t$周），体重下降值为

$$g(0)-g(0.382t)=(at^2+W_1)-[a(0.382t-t)^2+W_1]=at_2-a(0.382-1)^2\cdot t^2=at^2-0.6182\cdot at^2=at^2-0.382\cdot at^2=0.618\cdot at^2=0.618\triangle W。[2]$$

不仅如此，同样可以证明：对于目标函数$g(x)=a(x-t)^2+W_1$，在缓冲期，经历的时间$0.236t$是缓冲期与平稳期合计时间$0.618t$的0.382倍，而体重下降值$g(0.382t)-g(0.618t)$是缓冲期与平稳期合计应减体重$0.382\triangle W$的0.618倍。也就是说，在用全程时间的0.382倍完成应减体重的0.618倍之后，再用剩余时间的0.382倍可完成剩余应减体重的0.618倍。

由此可见，用两个黄金分割点划分减肥的三个时期，这样的做法不仅科学、合理，而且美丽。而如此完美的结论，源自我们用二次函数（抛物线）代替摆线作为减肥目标函数。

1　这个结论和t的取值无关。就是说，即便把公式13 "$t=400\times\triangle W/W_0$" 中的系数400改成其它数值，$t$变了，但结论仍然成立。

2　事实上，0.618是$(\sqrt{5}-1)/2$的近似值，0.382是$(3-\sqrt{5})/2$的近似值。如果把结论中的0.618、0.382分别用$(\sqrt{5}-1)/2$、$(3-\sqrt{5})/2$代替，那么结论仍然成立，证明过程可以照搬。

33. 攻坚：最后一公斤

行百里者半九十。减肥最艰难的时期不是速降期、缓冲期，而是平稳期，难在"最后一公斤"。

有些人在速降期就开始"翘尾巴"，脱离预定的减肥轨道（目标函数）；有些人在缓冲期"失控"，出现报复性反弹；但更多的人是在平稳期"沦陷"，人们普遍认为不差这"最后一公斤"，差不多就行了，所以不去攻克这个最后的堡垒。

殊不知，这"最后一公斤"犹如破茧成蝶，没有痛苦的煎熬，便没有展翅飞翔的那一刻。

我们来看看进入平稳期之前经历了多少时间、已经完成多少任务。经历的时间不用算，是全程时间的0.618倍，时间的倍数比一半稍多一点；已经完成的任务是$g(0)-g(0.618t)$，通过计算可知这个量是应减体重ΔW的0.854倍，比90%略少一点。就是说，在进入平稳期之前，我们已经用一多半时间完成了大约九成的减重任务。在平稳期，我们减重的任务量不大，但难度巨大——不但要减去"最后一公斤"，而且要让腰围、体脂率达标，因此必须用绝招，这个绝招只能是：运动减肥。

关于运动（运动减肥），我们需要知道如下常识：

第一，不减肥也需要运动。运动既健身，又健脑。儿子上小学后，每次写作业遇到困难抓耳挠腮时，笔者都让他离开书桌，去户外运动。他发现，走着走着，跑着跑着，突然就开窍了……这是因为运动使我们的大脑处于最佳状态。

第二，运动伴随减肥的整个过程。在整个减肥过程中，控制饮食和适量运动同等重要，两者需要达到平衡，多吃少动不对，少吃多动也不对，少吃少动、多吃多动才符合科学规律（详见第12节）。所谓"不节食就能减肥""不运动就能减肥"，甚至"不节食不运动也能减肥"，如果不是手术，那只能是哗众取宠。减肥过程中，我们自始至终都需要围绕"七分饱、一万步"进行调节：坚持"七分饱"（饮食量约等于基础代谢率），就得采取超过"一万步"消耗热量的运动；坚持"一万步"或与此等效的运动，就得比"七分饱"再少吃一点。少吃让人痛苦，运动却能让人快乐，这是一个真相；人们普遍愿意花很多钱呼朋唤友去酒楼吃大餐（放纵"口水"），但很少有人愿意花不多的钱呼朋唤友去专业健身机构享受"运动大餐"（排斥"汗水"），这是另一个真相。这两个真相显然是矛盾的，矛盾的背后隐藏着一种误解：吃饭需要花钱，运动不需要花钱——散散步、跑跑步就可以了。

第三，在平稳期运动起决定作用。笔者自身经历，减"最后一公斤"感觉不太难，策略是：①时间拉长。按滑梯减肥法，最初用3周减一公斤，最后用14周（约100天）[1]减一公斤。②运动加倍。最后100天饭量不减，运动量加倍，倚仗运动减肥。笔者在减肥之年，速

1　这个时间因人而异，笔者恰好用14周。理论上，体重60kg、应减8kg的女生大约要18周，计算公式是：$\triangle t=t/\sqrt{\triangle W}$。证明：由$g(x)=a(x-t)^2+W_1$，得$g(t-\triangle t)=a\cdot\triangle t^2+W_1$，$g(t)=W_1$。代入$g(t-\triangle t)-g(t)=1$，得$a\cdot\triangle t_2=1$，所以$\triangle t=1/\sqrt{a}$。再由$a=\triangle W/t^2$，即得$\triangle t=t/\sqrt{\triangle W}$。

降期平均日行1.1万步，消耗热量303大卡（$y=303\div240\approx1.3$）；平稳期还是平均日行1.1万步，但因为增加了慢跑，消耗热量增至438大卡（$y=438\div240\approx1.8$）。增加的运动量还不到0.5倍，便拿下了"最后一公斤"，而且体脂率、腰围（包括腰臀比、腰围身高比）同步达标。

笔者对于运动减肥知之甚少，在指导身边人减肥时，遇到一个疑难案例：某女士减肥进入平稳期时，应减体重只差"最后一公斤"，BMI指数已经下降到23（正常值范围），但体脂率（36.5%）、腰围（84cm）及其相关的腰臀比、腰围身高比都和标准值差距较大。针对这种情况，笔者特地请教了深圳市中航健康时尚集团董事长王岚博士，她认为体脂率、腰围的减小，都需要在健身教练的指导下，进行有针对性的相关健身锻炼。

34.纠偏：回到"拐点"

笔者很不理解，为什么专家说减肥成功率只有1%？显然，不是减不了体重，也不是不知道该怎么减，而是难以"将减肥进行到底"。尤其是在进入瓶颈期（平稳期）后，许多人要么感觉黔驴技穷，要么担心身体垮了（这时会出现身体虚弱的征兆），所以开始放纵自己，恢复原来的饮食习惯、运动习惯、社交习惯……于是，"肌肉记忆"发挥作用，体重很快回到减肥前。

举个例子。某女士，体重65.6kg，身高1.65m，BMI=24.1，应减体重5.6kg，目标体重60g，所需时间t=33周。

笔者给她做了减肥规划，但从第5周开始便出现异常，第11周宣告夭折，那"尾巴"翘得好高啊！（图23）

好在她矢志不移，继续前行。笔者重新给她做了减肥规划，她咬紧牙关坚持下去：

从图24中可以看出，第17周（时间刚好过半）达到历史最低点61.36kg，眼看就要大功告成——离目标60kg仅差1.36kg，而预设时间还有16周。不料之后5周，她的减肥曲线"尾巴"又高高地翘起来了……这个案例佐证了上一节的观点，"最后一公斤"不可放弃，它需要连续100天的坚持！

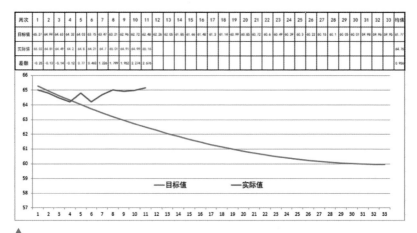

周次	1	2	3	4	5	6	7	8	9	10	11	12	13	14	15	16	17	18	19	20	21	22	23	24	25	26	27	28	29	30	31	32	33	均值
目标值	65.27	64.94	64.63	64.32	64.03	63.75	63.47	63.21	62.96	62.72	62.48	62.25	62.05	61.85	61.66	61.48	61.3	61.14	60.99	60.85	60.72	60.6	60.49	60.39	60.3	60.21	60.14	60.1	60.05	60.01	59.98	59.96	59.95	61.77
实际值	65.02	64.81	64.49	64.2	65.01	64.21	64.6	64.91	64.99	65.1																								64.75
差额	-0.25	-0.13	-0.14	-0.12	0.77	0.461	1.226	1.799	1.952	2.274	2.676																							0.956

▲
图23　一个"失控"的案例（速降期）

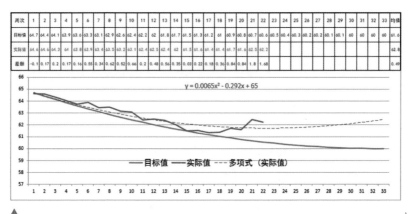

周次	1	2	3	4	5	6	7	8	9	10	11	12	13	14	15	16	17	18	19	20	21	22	23	24	25	26	27	28	29	30	31	32	33	均值
目标值	64.6	64.4	64.1	63.9	63.6	63.3	63.1	62.9	62.6	62.4	62.2	62	61.7	61.5	61.3	61.2	61	60.9	60.8	60.8	60.6	60.6	60.5	60.4	60.2	60.2	60.1	60.1	60	60	60			61.6
实际值	64.6	64.4	64.3	63.8	63.9	63.4	63.5	63.1	62.4	62.5	62.4	62.2	61.5	61.4	61.4	61.4	61.7	61.6	62.2															62.8
差额	-0.1	0.17	0.2	0.17	0.16	0.55	0.34	0.62	0.52	0.66	0.2	0.48	0.56	0.35	0.03	0.22	0.18	0.36	0.84	0.84	1.8	1.68												0.49

$$y = 0.0065x^2 - 0.292x + 65$$

▲
图24　一个"失控"的案例（缓冲期）

　　关于上述案例，有一个细节值得关注和深入研究：她在按笔者的方法减肥之前，已经用了大约22周时间，由原来的70kg减到65.6kg，即将进入本书所说的"缓冲期"。笔者给她做减肥规划时忽视了这一点，没有把70kg作为起点，而是把65.6kg作为起点，这显然是不科学的。

事出必有因。减肥失控，背后一定有原因，必须找出这个原因。失控的原因不外乎三个方面：

一是减肥路径（目标函数）错了。确定目标函数（二次函数）前，既要明确顶点坐标——横坐标是所需周数，纵坐标是目标体重；也要弄清楚起点坐标——通常横坐标为0，纵坐标为当前体重，但如果你的减肥行动已经进行了比较长的一段时间，那么起点的纵坐标应为你减肥前的体重。而记录体重数据的始点（纵坐标为当前体重）则介于起点与顶点之间。[1]

二是饮食量没有控制好。许多人只记录体重，不记录饮食量，所以无法知道自己的饮食是否过量。

三是运动量不够。最恰当的运动量设计，是让你每天的运动量与饮食量达到平衡（参阅第12节）。

失控了不可怕，可怕的是一蹶不振，不去寻找失控的原因，不去做针对性的改变。

失控了怎么办？回到当前体重在目标函数图像上所对应的位置（拐点），然后继续沿着目标函数的轨道进行。这就叫"冤有头、债有主"，从哪里跑出去的，就回到哪里。

回到"拐点"重新出发，是最好的纠偏方法。即便再次偏离或失控，还可以再次回到新的"拐点"，再次重新出发……这种有数据支撑

1　按本书介绍的"滑梯减肥法"，这位女士从70kg减到60kg所需时间为 $t=400\times10/70=57$，所以抛物线的起点是（0，70），顶点是（57，60），目标函数为 $y=0.00308x^2-0.35088x+70$。体重函数值 $y=65.6$ 时，对应的时间 $t=15$。由此可见，记录体重数据的始点为（15，65.6），之后所需的时间是 $57-15=42$ 周，不是以（0，65.6）为起点计算而得到的33周。

的不折不挠，必定走向成功。[1]

减肥第十定律：回到"拐点"重新出发。

1　在笔者的案例库中，大约50%一次到位（不需要纠偏），30%需纠偏一次，20%需
纠偏不少于两次。

35.鞭策：目标趋近度

如果说，99%的人减肥失败是因为缺乏坚持，那么又是什么原因导致他们没有坚持下去呢？这个原因是：看不到成功的目标，不知道自己离最终目标还有多远，所以在减肥出现困难、挫折时，缺乏必要的信心，更缺乏坚定的信念，最后选择放弃。

有了目标函数，减肥者可以从图像中直观地、清楚地看到自己的减肥情况，或者看到业绩，乘胜追击；或者看到败绩，做出相应的改进。只要确保体重曲线一直都夹在目标下限和目标上限之间，减肥一定能够成功。

笔者曾经同时指导7位同事、好友减肥，在关注他们的减肥效果时，发现即便不看体重曲线和目标函数图像的契合度，只看一个数据就能做出准确判断，这就是"各周平均体重一览表"（详见第47节表22）最后一行"差额"的最后一个数据，即"差额均值"。显然，这个数据诠释的是实际体重与目标体重的整体趋近程度，其绝对值越小越好。"差额均值"为0，意味着实际体重均值恰好等于目标体重均值；其值为正，表明整体上实际体重高于目标；其值为负，表明整体上实际体重低于目标。

设第 i 周目标体重为 M_i，实际体重为 W_i，则第 i 周体重差额为 M_i-

W_i，我们要求把每周差额的绝对值控制在0.5以内，即 $|W_i-M_i|\leqslant0.5$，否则便会出现体重"脱轨"。

体重"差额均值"就是累计n周（或n个周期）体重差额W_i-M_i的平均值，记作$f(n)$，则$f(n)=\sum_{n=1}^{n}(W_i-M_i)/n$。我们可以用$f(n)$的绝对值$|f(n)|$刻画"目标趋近度"。

定义1 $F(n)=1-|f(n)|/0.5$，$f(n)$表示累计n周（或n个周期）的体重"差额均值"，$F(n)$称为"目标趋近度"。

定义2 累计n周（或n个周期），$0.05<|f(n)|\leqslant0.1$（即$0.8\leqslant F(n)<0.9$）时，目标趋近度较高，称为"目标达人"。

定义3 累计n周（或n个周期），$|f(n)|\leqslant0.05$（即$F(n)\geqslant0.9$）时，目标趋近度极高，称为"目标大师"。

对于$|f(n)|>0.1$的情况，务必引起注意：如果是$f(n)>0.1$，说明他体重大部分情况飘在目标上方，有突破上限的趋势，或者已经突破上限了，需赶紧回归；如果是$f(n)<-0.1$，说明他体重大部分情况沉在目标下方，有突破下限的趋势，或者已经突破下限了，需谨防反弹。显然，如果在减肥过程中，你能坚持成为"目标达人"，那么你的减肥成功之路将畅通无阻。

表10是笔者减肥全过程18个周期（每个周期包括3周）的减肥数据，其中最后一列（定量评价）数据就是目标趋近度。

每个周期的实际体重与目标体重的差额，衡量当前一个周期的减肥效果。体重"差额均值"和在此基础上定义的"目标趋近度"，衡量累计n个周期的整体减肥效果，是衡量减肥成功与否的关键因素，是牵引减肥的"牛鼻子"。

值得注意的是，各周（周期）体重差额的绝对值$|W_i-M_i|$不宜太大，应不超过0.5kg。表10的数据只有第15周期超得厉害，第11、12

周期略超。偶尔出现 $|W_i - M_i| > 0.5$ 问题不大，但出现 $|f(n)| > 0.5$ 问题就严重了：若 $|f(n)| > 0.5$，则 $F(n) < 0$。

表10　减肥效果——看"目标趋近度"就知道

阶段	周期	目标值	实际值	差额	差额均值 $f(n)$	定性价	定量评价 $F(n)$
速降期	1	72.06	72.2	0.14	0.14	起步偏高	0.72
	2	70.98	71.31	0.33	0.235	累计过高	0.53
	3	69.97	69.95	−0.02	0.15	累计过高	0.7
	4	69.03	68.94	−0.09	0.09	目标达人	0.82
	5	68.15	67.72	−0.43	−0.014	目标大师	0.972
	6	67.34	67.27	−0.07	−0.023	目标大师	0.954
	7	66.6	66.75	0.15	0.001	目标大师	0.998
缓冲期	8	65.92	65.94	0.02	0.004	目标大师	0.992
	9	65.31	65.46	0.15	0.02	目标大师	0.96
	10	64.76	64.54	−0.22	−0.004	目标大师	0.992
	11	64.29	63.7	−0.59	−0.057	突破下限	0.886
平稳期	12	63.88	63.35	−0.53	−0.097	突破下限	0.806
	13	63.53	63.33	−0.20	−0.105	累计过低	0.79
	14	63.25	63.25	0	−0.097	目标达人	0.806
	15	63.04	63.71	0.67	−0.046	突破上限	0.908
	16	62.9	63.19	0.29	−0.025	目标大师	0.95
	17	62.82	62.66	−0.16	−0.033	目标大师	0.934
	18	62.81	62.63	−0.18	−0.04	目标大师	0.92

体重"差额均值"的绝对值 $|f(n)|$ 越小越好，把这个值控制为不超过0.1（目标达人），是取得减肥成功的核心目标。

36.激励：给自己颁奖

在笔者看来，坚持减肥并不困难，主要原因是：第一，强烈的目标意识。建立了目标函数，每周甚至每天都有明确的目标，而且目标不高，比较容易实现。第二，经常的自我激励。每周都写减肥日记，整理一周的减肥数据，并做简单的数据分析，如出现破纪录则给自己颁发"光荣榜"。

所谓"光荣榜"，就是把自己的单日体重、单周平均体重、三周平均体重的每一个最低值都记录在案。用这种方式，让自己看到：减肥是一个不断破纪录的过程。

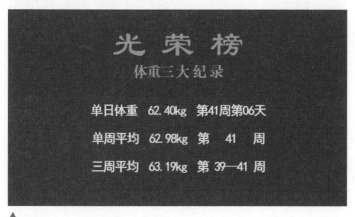

图25　激人奋进的光荣榜

单日体重、单周平均体重、三周平均体重这三个数据，只要有一个破了纪录，笔者都给自己发光荣榜，借以激励自己的斗志和信心。最兴奋莫过于第41周（图25），笔者惊讶地发现三个数据同时刷新纪录：单日体重的最低纪录是62.4kg（第41周第6天），单周平均体重最低纪录是62.98kg（第41周），三周平均体重最低纪录是63.19kg（第39—41周）。

2017年5月13日星期六，笔者给自己发了减肥以来最后一张光荣榜（升级为里程碑，图26），并在日记中写道：

今天是我减肥实验第52周最后一天，即第364天。今天的体重是61.8kg，这是全年单日体重最低纪录；第52周平均体重是62.36kg，是全年单周平均体重最低纪录；而三周平均体重最低纪录为62.54kg，正好是最后三周（第50—52周）的平均体重。所以说，我的减肥实验在今天完美收官。

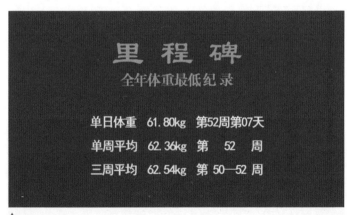

图26　最后的里程碑

值得说明的是，第52周单日体重出现两次破纪录：第一次是周四，体重62.0kg，那次是刻意的。周三中午我步行去附近油站给粤通卡充值，来回消耗热量380大卡，晚上跑8圈，又消耗热量608大卡，合计988大卡，可谓登峰造极，周四早上如愿刷新纪录。第二次是今天早上，体重61.8kg，这次是个意外。昨晚在学校加班，十点多才回家，晚饭后63.3kg，饭后运动量不大，原以为第二天早上体重为62.1kg，没想到又破纪录了，由昨天的62.6kg降到61.8kg，太不可思议了！

虽然为期一年的减肥实验已经完美收官，但因为我还需要对三周平均体重和九周平均体重进行统计，所以应该继续收集第53周和第54周的数据。

今天我多吃点，让明天早上的体重有些回升。今后的任务是把体重控制在63kg—64kg，不让它弹回去，也不再下降。

第54周结束后，笔者看到了一个完美减肥过程（图27）：以九周为一个周期，实际体重依次递减，而且和目标函数非常接近，差额均值仅−0.01kg。[1]

周期	01-09周	10-18周	19-27周	28-36周	37-45周	46-54周	均值
目标值	70.97	68.14	65.91	64.28	63.25	62.82	65.895
实际值	71.15	67.98	66.05	63.86	63.43	62.83	65.883
差额	0.18	−0.16	0.14	−0.42	0.18	0.01	−0.012

九周平均体重走势图

$y = 0.3x^2 - 3.73x + 74.4$

$y = 0.3078x^2 - 3.7725x + 74.4$

71.15 67.98 66.05 63.86 63.43 62.83

——目标值 ——实际值 ——多项式（目标值）

01-09周 10-18周 19-27周 28-36周 37-45周 46-54周

图27 九周平均体重依次递减

---

1 按这个数据计算，目标趋近度为：1−0.01/0.5=0.98。

第四章

反思

大道至简

减肥的道理其实很简单，不外乎
解决三个基本问题：动力十足，
方法科学，结果长效。

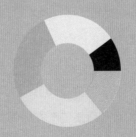

有人说，标准的身材形象是一个人永久的时装。有些人花很多钱来装修自己的房子（其实没有几个人会来参观你的房子），却不懂塑造自己的体型，带着一副肥胖、松弛、臃肿、下垂的身材到处"展览"，即使再富有也不能显示你的高贵气质。但是一副好的身材，却可以让你赢得更多的尊重。

　　这段振聋发聩的话能不能令你警醒、让减肥动力倍增呢?

　　减肥的道理其实很简单，不外乎解决三个基本问题：动力十足，方法科学，结果长效。

　　动力十足，往往来自爱美之心、外界刺激或者医生忠告。

　　方法科学，正如第4节所述"源自最速降线"，其科学性体现在对减肥目标函数的设定，在于用"数据引导行为"。

　　结果长效，在于控制反弹，宏观上是借鉴"长尾效应"（第4节），微观上是采用"举一反三"（第30节）。

　　本章就有关动力、方法、结果三个方面的12个具体问题逐个进行剖析。对于如何控制反弹这个最棘手的问题，本章用了较长的篇幅解读，但愿能够帮助读者解决问题。

37. 为什么要减肥?

塑造美的形象。人的一生中,衣服可以有几千套,钞票可以有千万张,而体面的好身材一辈子只有一副,旧了不能换!皱了不能烫!良好的形象也是生产力,今天不管你有多少财富别人看不到,但美的形象是无价之宝,而且一眼就能看见。

为了身心健康。中国肥胖问题工作组根据20世纪90年代中国人群有关数据的汇总分析,指出:超重和肥胖是冠心病和脑卒中发病的独立危险因素。体重指数每增加2,冠心病、脑卒中、缺血性脑卒中的相对危险分别增加15.4%、6.1%、18.8%。一旦体重指数达到或超过24时,患高血压、糖尿病、冠心病和血脂异常等严重危害健康的疾病的概率会显著增加。

青年成长需要。减肥不但有利于改善身心健康,有利于塑造外在形象,而且还能给人内在的精神力量。减肥本身就是一个成长的过程,青年学生如能在一年内减重13%,必然经历了一次化茧成蝶的蜕变,标志着你是一个自控力、意志力、专注力、行动力都很强,而且做事很有章法的人。有了这样的经历,你会特别自信,走上职场后一定会广受欢迎、大有出息。

笔者发现，职场上的成功人士按本书方法减肥，确实可以100%成功，因为他们"数据引导行为"能力超强；反之，按本书方法获得减肥成功的青年人，有望成为职场上的佼佼者。

38. 如何控制饮食？

控制饮食有许多小技巧，例如：

让皮带说话。如果你穿的是系皮带的裤子，那么一旦吃多了，腰间紧绷的皮带就会提醒你："打住，不能再吃了。"

让餐盘说话。吃饭时用带格子的餐盘（如图28），比较容易控制饮食。

控制饮食最重要的技巧是借助"饮食数感"（详见第22节）。此外，还应选择饱足感强、热量低、易消化的食物。具体吃什么食物不能一概而论，因为同一种食物，烹饪方法（做法）不同所产生的热量可以差别很大。

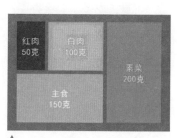

▲
图28 快乐数学减肥专用餐盘

表11 不同做法的鸡蛋热量表（单位：kcal/100g）

做法	蒸蛋	温泉蛋	茶叶蛋	水煮蛋	水波蛋	煎蛋	卤蛋	荷包蛋	炒蛋
热量	64	127	141	144	147	161	171	192	215

以鸡蛋为例。鸡蛋是饱足感很强的食物，但同样100克的份量，蒸蛋的热量是64大卡，荷包蛋的热量是蒸蛋的3倍，炒蛋的热量更高

（表11）。所以应该多吃蒸、煮的食物，尽量少吃煎、炒的食物，尤其不要吃油炸、烧烤食物。

按照"三荤七素"的原则，素食可以多吃，但各种素食的热量差距也不小。下列素菜属于微热量食物（每100克食物所含热量低于50大卡），可以多吃：娃娃菜、冬瓜、黄瓜、丝瓜、菜心、包心菜、西芹、海带、白菜、生菜、莴笋、白萝卜，等等。

水果也需要有选择地食用。葡萄、樱桃、香蕉等甜腻的水果少吃，其他含糖量、热量较低的水果，则应尽可能饭前食用，而且吃水果要做到：早上多吃，中午少吃，晚上不吃。

笔者体验过的减肥食物有：普洱茶、柠檬红茶、牛奶泡燕麦片、煮鸡蛋、小米粥、红薯、花生（非油炸），等等。

可是，吃多了怎么办呢？

第一，看频率。偶尔吃多了不要紧，我们可以通过消食、运动等方式，把多吃的食物及时地消化掉。一天消化不了，那就用三天时间去消化（举一反三），必要时还可以采取"微断食"的做法。但经常多吃就不好办了。

第二，看数量。如果多吃的食物量不超过基础代谢率的20%，则在可控范围之内；超过20%则难以弥补，尤其是超过量达到43%属于暴饮暴食，吃到这个程度，神仙也没办法帮你。所以，假如你的基础代谢是1500大卡（克），那么你多吃的数量最好不要超过300克。如前所述，多吃300克意味着你要多跑4500步/快走9000步/慢走13500步。

第三，看时间。如果早餐吃多了，那就午餐少吃或不吃；如果午餐吃多了，那就晚餐少吃或不吃；如果晚餐吃多了，那就比较麻烦了，得看你饭后有没有时间运动。如果你出去聚餐，担心吃太多，建议你饭前先喝一二杯水，再喝三碗汤。

39. "过午不食" 对吗?

最近几年，经常有人和我探讨减肥方法，普遍提到古人"过午不食"。他们的意思是，午饭吃多点，晚上不吃或者只吃水果，我感觉这个方法不科学，甚至有些荒唐。一方面，晚上吃水果不利于减肥，与其吃水果，还不如正常吃饭；另一方面，如果晚上不吃，每天只吃早午两顿，这是对身体的摧残!

道理很简单。其一，科学的饮食习惯是均衡进食。即前文所述营养搭配均衡、饮食份量均衡、用餐时间均衡（各个饭点的时间分布均衡)，不能饱一顿、饥一顿，或者中午一顿抵两顿。其二，盲目照搬"过午不食"是错误的。试想，即便早上7:00吃饭，中午12:00吃饭，这两顿饭之间相差5小时，而午饭和下一顿饭（第二天早饭）相差19小时，你的身体受得了吗?

可是，古人养生之道确实是"过午不食"，难道古人做错了? 其实不然，"过午不食"的确适合古人，但现代人不能不加分析地照搬。古人日出而作，日落而息，即早上四五点就起床，晚上七八点就休息，现代人的作息习惯和古人大相径庭，怎能盲目照搬古人的"过午不食"呢?

鉴于上述分析，即便必要时"微断食"或"轻断食"，每天只吃两顿，也应该是"中午不食"，这时早晚用餐时间最好是：早饭9:00，晚饭17:00。即：早饭晚吃，晚饭早吃。

笔者认为还可以：中午少吃，早晚正常吃。显然，该做法和"早餐吃好、午餐吃饱、晚餐吃少"的传统提法不同。

为什么可以中午少吃？因为上午时间短（早餐与午餐之间的间隙大约4小时），早上吃的还来不及消化。

用餐时间与饮食量的合理安排

一日三餐的安排。一天总共24小时，除去晚上睡眠8小时，吃饭1.5小时，午睡1小时，剩下13.5小时，因此每天按三顿饭安排，每两顿饭的间隙时间平均值为13.5÷3=4.5小时。两顿饭相隔时间应尽量接近4.5小时。

用餐时间确定后，若早餐与午餐相隔时间为a，午餐与晚餐相隔时间为b，晚餐与临睡前相隔时间为c，全天饮食总量（基础代谢率）为W，则三餐饮食量之比为$a:b:c$，即得：

早餐量$=W \cdot a/(a+b+c)$；

午餐量$=W \cdot b/(a+b+c)$；

晚餐量$=W \cdot c/(a+b+c)$。

一日两餐的安排。如果尝试"微断食"，某些特定的日子只吃两顿饭（两顿饭相隔时间以7—8小时为宜），那么相当于上述安排中$b=0$（a表示早餐与晚餐相隔时间），同时饮食总量削减为基础代谢率的2/3，即得：

早餐量$=(2/3) W \cdot a/(a+c)$；

晚餐量$=(2/3) W \cdot c/(a+c)$。

128

40. "零下降"是啥预兆？

俗话说，学如逆水行舟，不进则退。同样的道理，减肥过程中，体重一旦不再下降，便有反弹的可能。

在数学中，0是正数和负数的分界点。在减肥学中，零下降是下降（减重）与上升（反弹）的分水岭。

我们不能把"零下降"简单地理解为不下降，轻微的下降和轻微的上升（还够不上反弹）都可以理解为零下降。

零下降的定义：某周平均体重与上周平均体重之差（绝对值）不超过0.05kg，则称这周的体重"零下降"。

在减肥过程中，只要出现"零下降"，或者实际体重和目标体重之差达到或超过0.5kg，就得引起警觉。

在制作体重数据表时，笔者习惯于把高于目标的数据标成红色（报警），把低于目标的数据标成绿色（报平安）。

如表12，笔者体重第一次零下降是第16周，不但没有下降，反而上升了0.04kg，好在实际体重还比目标体重低0.02kg。

表12　笔者实际体重与目标体重对照表（第15—23周）

周次	15	16	17	18	19	20	21	22	23
目标	67.86	67.59	67.33	67.07	66.82	66.59	66.35	66.12	65.91
实际	67.53	67.57	67.40	66.83	67.40	66.60	66.26	66.09	65.66
差额	−0.33	−0.02	0.07	−0.24	0.58	0.01	−0.09	−0.03	−0.25

虽然第16周只是零下降，但预示着后面可能出现反弹，减肥过程中要重视这种"预兆"，及时采取有效措施控制体重，以免连续反弹，一发不可收拾（失控）。

果然，笔者第19周的体重出现了轻度反弹：比目标体重高出0.58kg（超过了目标上限），比上周体重则高出0.57kg。

什么叫反弹？设$\triangle W$=某周实际平均体重-本周目标体重（或上周实际平均体重），定义：

轻微反弹：$0.05kg<\triangle W\leqslant 0.5kg$，则称这周体重轻微反弹。

轻度反弹：$0.5kg<\triangle W\leqslant 1kg$，则称这周体重轻度反弹。

严重反弹：$\triangle W>1kg$，则称这周体重严重反弹。

失控：连续5周轻度反弹或连续3周严重反弹，就叫失控。

及早发现轻度反弹，避免严重反弹，才是减肥的上策。不能等到失控了才去想办法。

表13　笔者实际体重与目标体重对照表（第36—48周）

周次	36	37	38	42	43	44	45	46	47	48
目标	63.75	63.63	63.53	63.17	63.1	63.04	62.98	62.93	62.90	62.86
实际	63.40	63.39	63.34	63.43	63.82	63.59	63.71	63.59	63.23	62.76
差额	−0.35	−0.24	−0.19	0.26	0.72	0.54	0.73	0.66	0.33	−0.10

再看表13，在第37周笔者体重第二次零下降，紧接着在第38周第三次零下降，当时这些"预兆"没有引起注意，结果导致连续6周（第42—47周）的实际体重高于目标体重，而且连续4周（第43—46周）轻度反弹，差一点失控。

幸亏在第48周体重降到了目标体重之下，这一周实际体重62.76kg，比上周下降了0.47kg，且比目标体重低0.1kg。

41. 为什么要控制"极差"?

减肥这件事,其实是一门涉及医学、心理学、营养学、运动学、数学(统计)等多个领域的学问,甚至还涉及哲学。

减肥的数据分析,需要考虑均值和方差两个指标,即对于每周实际体重,努力实现:降低均值,缩小方差。

不同时期侧重点不同。减肥早期,重点"降低均值"——不断减重;减肥后期,重点"缩小方差"——稳定体重。

而且,我们需要控制连续21天的体重数据(以三周为一个周期),确保每个三周平均体重数据稳定下降。

不难发现,方差的数值和极差密切相关,极差决定方差。极差是指一组数据的极大值与极小值之差;方差是指一组数据中的各个数据与这组数据的平均值之差的平方的平均值。方差体现数据的波动大小,方差越大,波动越大。

公式27:设有数据 x_1, x_2, …, x_n, $X=(x_1+x_2+\cdots+x_n)/n$,极差 $A=\max\{x_1, x_2, …, x_n\}-\min\{x_1, x_2, …, x_n\}$;方差 $S=[(x_1-X)^2+(x_2-X)^2+\cdots+(x_n-X)^2]/n$。

例如，对于2，-3，-1，1，4这组数据，平均值 $X=0.6$，极差 $A=4-(-3)=7$，方差 $S=(1.4^2+3.6^2+1.6^2+0.4^2+3.4^2)/5=5.84$。

减肥的任何阶段，都需要控制体重波动的幅度，即让方差尽可能地小，从而确保体重稳定下降。

我们先来看看各周体重数据的极差与方差（以笔者前16周的数据为例）。

表14　样本分析（极差与方差）

周次	1	2	3	4	5	6	7	8
极差	0.7	1.5	0.6	0.6	0.4	0.6	0.8	0.8
方差	0.096	0.223	0.046	0.031	0.024	0.047	0.077	0.096
周次	9	10	11	12	13	14	15	16
极差	0.7	1.6	1.2	0.7	0.7	0.8	1.3	0.7
方差	0.053	0.237	0.157	0.062	0.047	0.085	0.169	0.065

分别画出表14中极差和方差的折线图，我们会发现两者相似度很高，意味着极差与方差的数据几乎是同频共振。

观察极差与方差两组数据，不难发现：极差的平均值不超过0.9，方差的平均值不超过0.1；极差最高1.6，方差最高0.237，都出现在第10周；极差最低0.4，方差最低0.024，也出现在同一周（第5周）；前16周中有12周的极差不超过0.9，同样12周的方差不超过0.1，各占75%。

已知前16周体重极差、方差的平均值分别为0.856、0.096，取这两个值的0.618倍（黄金分割），得极差0.53、方差0.059，这便是笔者用以控制体重所需极差与方差的理想值。

笔者在研究实验数据时发现，舒适的减肥过程，应该使得极差 A 与方差S的数量关系符合：A大约是S的10倍。而且，只要把极差控制好了，方差（稳定性）便有了保证。

我们再来看一个更大的样本：

表15　整个减肥过程体重的极差与方差（三周一结）

阶段	周期	饮食x	运动y	x–y–6	体重值	体重变化	极差	方差
速降期	1	5.73	1.1	–1.37	72.2	–1	1.7	0.245
	2	5.57	1.28	–1.7	71.31	–0.89	1.3	0.159
	3	5.37	1.3	–1.93	69.95	–1.36	1.8	0.195
	4	5.43	1.2	–1.77	68.94	–1.01	2	0.27
	5	5.33	0.97	–1.63	67.72	–1.22	1.4	0.142
	6	5.3	1.07	–1.77	67.27	–0.45	1.7	0.202
	7	5.5	1	–1.5	66.75	–0.52	1.9	0.29
缓冲期	8	5.7	1.28	–1.6	65.94	–0.81	1.8	0.152
	9	6.17	1.66	–1.5	65.46	–0.48	1.9	0.169
	10	5.83	2.03	–2.2	64.54	–0.92	1	0.077
	11	5.93	2.13	–2.2	63.7	–0.84	1.6	0.197
平稳期	12	6.38	1.22	–0.84	63.35	–0.35	0.9	0.052
	13	6.26	1.34	–1.08	63.33	–0.02	1.7	0.14
	14	6.15	1.65	–1.5	63.25	–0.08	1.5	0.12
	15	6.45	1.35	–0.9	63.71	0.46	1.9	0.18
	16	5.81	2	–2.19	63.19	–0.52	1.85	0.229
	17	6.65	2.17	–1.61	62.66	–0.53	1.3	0.135
	18	6.21	1.79	–1.58	62.63	–0.03	1.4	0.137
平均		5.87	1.47	–1.6	65.88	–0.59	1.59	0.172

表15最后两列是以21天为一个周期计算的体重极差、方差。我们看到，极差A在0.9—2之间，平均1.59；方差S在0.052—0.29之间，平均0.172。极差A大约是方差S的10倍，而且两者的走势图基本一致（同涨同跌），如图29所示。

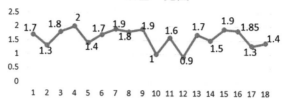

极差一览图

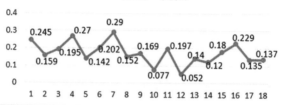

方差一览图

▲
图29 极差与方差走势图

表现最好的是第12周期，这个周期的21天内，极差为0.9，方差为0.052，都是历史最低纪录。

稳定压倒一切。在整个减肥过程中，速降期每个周期极差以不超过2为宜，缓冲期、平稳期每个周期极差以不超过1.5为宜；而各个时期每周的极差以不超过1为宜。

42. 如何控制反弹？

反弹的根本原因在于"物极必反"：事物发展到极端，会向相反方向转化。过度饮食不对，不但减不下去，还可能增加体重；过度节食也不对，虽然短期内见效快，体重一直下降，但一定会留下隐患，这个隐患就是体重反弹，并对身体造成伤害。

一、为什么减不下去？

这要看你的减肥进行到哪一步。如果才开始不久，那就不是真的减不下去，而是你缺乏动力，动力不足，你随时可能放弃。这时你要解决动力问题：你可以在公开场合宣布减肥决定，给自己施加压力，让压力转化为动力；你可以向父母或爱人要求奖励，重奖之下必有奇迹；你可以发扬利他精神，立志为帮助他人而减肥，把爱的力量转化为强大动力——你想帮助的人范围越大，你减肥的动力越大，成功的概率则越大。

如果是中期（缓冲期），感觉减不下去很正常，这时你需要的是坚持，不要急于求成。只要没出现反弹，要不了多久，滴水穿石的坚持会让你喜出望外。如果持续几周体重都不下降，甚至出现轻微反弹，那就分析一下你的饮食量x、运动量y的数据，看看两者是否达到应有的平衡。

如果是"最后一公斤"，说明你到了平稳期（瓶颈），这时你最需要的是坚定信念，相信自己再坚持100天，一定能拿下这"最后一公斤"。你可以适当增加运动量，或者用第三章介绍的各种技巧，说不定煮一煮加了陈皮的普洱茶，问题就解决了。

二、为什么会反弹

从数学的角度看"反弹"，可以解释得很透彻（图30）：你的减肥轨迹（体重下降曲线）如果是上凸的，反弹不可避免；如果是下凸的，反弹可以避免。

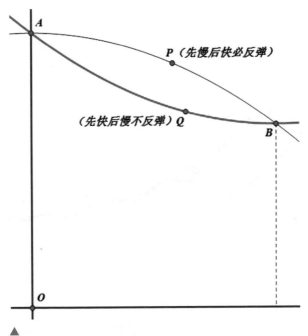

▲
图30 反弹和减肥轨迹的凸性相关

减肥轨迹上凸，意味着尽管体重在持续下降但速度是先慢后快，所以反弹不可避免；减肥轨迹下凸，说明体重下降速度先快后慢，后期有一个很长的适应过程，所以反弹可以避免。

三、出现"上凸"怎么办

前面谈到，体重曲线"上凸"是引发反弹的直接诱因。所以要解决反弹问题，不能等出现了反弹才想办法，而是避免反弹的出现，这就需要及早发现"上凸现象"，设法扭转乾坤。

如图31，目标函数图像是曲线AB，实际体重曲线是图中黑色实线，我们在点C处发现体重曲线呈上凸状态，这时我们如果不做改变，继续强行地按原定时间把自己的体重降到目标体重（点B）的位置，那么结果只能是：尽管达到了目标体重，但体重很快就会出现报复性反弹，从而导致减肥失败。

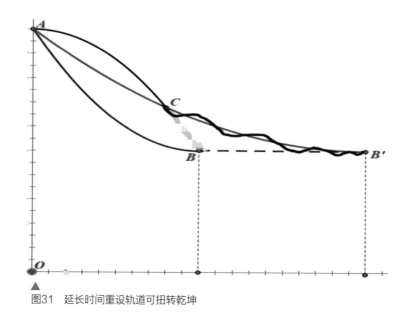

图31 延长时间重设轨道可扭转乾坤

正确做法是：适当延长减肥时间，将点B向右平移到点B/的位置，重新求出目标函数，使其图像（新轨道）经过或非常接近点C，然后沿着新轨道缓慢地到达终点B/即可。

四、"三商"并举控制反弹

减肥的要旨不在减，而在于控制反弹。怎么减才能不反弹？笔者发现，关键在于"三商"并举。

如图32，减肥目标有三条平行的轨道，间隔是0.5。每周实际体重平均值应夹在红色实线（情商线）与蓝色实线（智商线）之间，并紧密地靠近中间的绿色虚线（体商线）。

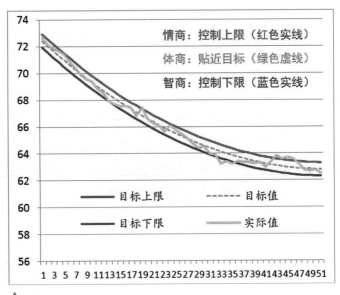

图32 减肥过程中的"三商并举"

情商线是控制体重不高于目标上限，取决于意志、毅力等情绪要素；智商线是控制体重不低于目标下限，关键在于理性对待体重的过快下降；体商线是确保实际体重与目标体重不偏不倚，实现有序减肥。也就是说，减不下去时用情商，减得太猛时用智商，循序渐进铸体商。如此"三商并举"，何愁反弹？

人生亦然，智商决定下限，情商决定上限，体商决定极限。

五、如何保持三年不反弹

笔者记录了连续3年的体重数据。第一年是减肥阶段，从72.8kg减到62.8kg，减掉了10kg；第二年、第三年是保持阶段，平均体重分别为63.49kg、63.65kg。这样的结果很完美。

如果把每年分成6小段，每小段9周，则各小段平均体重如图33所示。这有什么规律呢？忽略第一年的连续递减，比较第二年、第三年数据，可以发现一个规律：最低值都是出现在第二小段（夏季），最高值都是出现在倒数第二小段（冬季）。

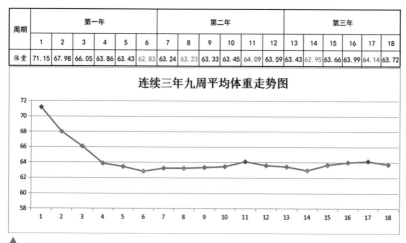

周期	第一年						第二年						第三年					
	1	2	3	4	5	6	7	8	9	10	11	12	13	14	15	16	17	18
体重	71.15	67.98	66.05	63.86	63.43	62.83	63.24	63.23	63.33	63.45	64.09	63.59	63.43	62.95	63.66	63.99	64.14	63.72

连续三年九周平均体重走势图

图33 连续3年体重走势图

也就是说：体重变化和季节密切相关，季节影响体重——冬季体重明显高于夏季。其中原因不言而喻。

因此，如果减肥周期是一年，那么减肥最好从初夏开始，到春季告一段落。初夏是减肥开始的最好时机。

为保持三年不反弹，笔者设定了三道警戒线：第一道警戒线，64kg；第二道警戒线，65kg；第三道警戒线，66kg。

越过警戒线怎么办？鉴于饮食已经形成习惯，所以只需用运动量调节体重变化：设定体重标准值为63kg—64kg，在此范围内则运动量控制为消耗240大卡热量；若体重越过64.5kg,则运动量提高到消耗300大卡；若体重越过65kg，则运动量提高到消耗360大卡；若体重越过66kg，则运动量提高到消耗480大卡。或者采用下述公式计算：$Q=120 (W_0-W_1+2)$。W_0、W_1分别表示当前体重、目标体重（kg），Q表示运动消耗热量（kcal）。

43.腰围和体重有关系吗？

本节所作理论研究建立在一个假说之上，结论是合理的。其意义在于：第一，知道自己"不变的重量"大约是多少；第二，可根据体重变化预测腰围。

假如把人体看作一个立体图形，比如圆柱，是不是很有趣？这个假设让笔者有了新的发现。

现在把人体看作圆柱，我们来探索减肥前后的两个圆柱有什么关系。显然，胖圆柱和瘦圆柱高度一致，体积之比等于底面圆面积之比，也等于底面圆周长之比的平方。对于人体而言，这个底面圆周长可以界定为腰围。即得：

瘦圆柱体积/胖圆柱体积＝（瘦圆柱腰围/胖圆柱腰围）^{2}。

在密度没有改变的前提下，我们还可以进一步得到：

瘦圆柱重量/胖圆柱重量＝（瘦圆柱腰围/胖圆柱腰围）^{2}。

虽说把人体近似地看成圆柱有点夸张，但如果瘦身的过程是均匀的，那么公式"瘦圆柱体积/胖圆柱体积＝（瘦圆柱腰围/胖圆柱腰围）^{2}"是合乎逻辑的。只不过即便肌肉的"密度"没有改变，也不能说体重比等于体积比，因为无论你减肥多么成功，人体中总有一些东西的重量是不会改变的（如骨头）。我们不妨把这些"不变的重量"用

x来表示。于是，我们有：（减肥后体重−x）／（减肥前体重−x）＝（减肥后腰围／减肥前腰围）^{2}。这便是减肥过程中腰围与体重的关系。

对笔者而言，$x=18$kg，计算过程如下：根据已有数据，体重75kg对应腰围92cm，体重68kg对应腰围86cm，因此$(68−x)/(75−x)=(86/92)^2$，解得$x≈18$。

今后，笔者便可以用下述公式预测腰围：$C=92[(W−18)/57]^{1/2}$。其中W表示体重，C表示体重为W时的腰围。

证明：因为 $(W−18)/(75−18)=(C/92)^2$，即$(W−18)/57=(C/92)^2$，所以$C/92=[(W−18)/57]^{1/2}$。

因此$C=92[(W−18)/57]^{1/2}$。

根据这个公式，笔者能预见到：

体重66kg时，腰围84.4cm；

体重65kg时，腰围83.5cm；

体重64kg时，腰围82.6cm；

体重63kg时，腰围81.7cm。

即体重每减轻1kg，腰围随之减小0.9cm。

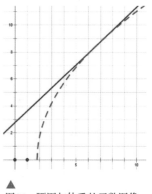

▲ 图34 腰围与体重的函数图像

还有简便的近似算法：体重减轻了7kg，对应腰围减小了6cm。即体重每减轻1kg，腰围减小6/7cm。因此$C≈92−(6/7)(75−W)$，即：$C≈(6W+194)/7$。

借助图像（图34）可知，简便算法误差很小，因为当$60≤W≤75$时，函数$C=92[(W−18)/57]^{1/2}$和$C=(6W+194)/7$的图像几乎重合。所以，可以用$C=(6W+194)/7$来预测腰围。

按本书方法减肥，可以做到：腰围下降幅度与体重下降幅度近似地成正比例，从而使得减脂与减重同步实现。

44. 她为什么能减肥成功?

有一位文化名人多次在演讲时公开宣称自己要减肥,但这么多年过去了,我们看到他还是那个胖胖的样子。令人禁不住想问,到底是他减肥方法不对,还是他自己压根就不想减?

这里有一个典型的减肥案例。主角C是一位心理学博士,在笔者看来,她应该特别有自控力,并对习惯的建立、改变有过人之处,但她在减肥过程中同样经历了反复,减到半途出现了反弹,重新开始后才获得了成功。她的经历告诉我们:专业背景对减肥效果影响并不大,减肥需要的是强烈的动机、动力,正确的理念、方法,以及对正确方法的坚持。

C博士当时体重64kg,BMI=22.95(在正常范围内),设定目标BMI值为21.5,对应的目标体重60kg,应减重量4kg,所需时间 $t=400×4/64=25$ 周(约半年)。当时为便于"三周一结",把时间调整为3的倍数,所以取 $t=24$。

减肥者分两类,一类是肥胖或超重者,需要把BMI值减到24以下,这叫健康减肥者;另一类是BMI值正常者,想减到22或21以下,这叫美丽减肥者。可能有人认为,后者比前者容易,因为减的幅度比较小,其实不然。

笔者给她设定了目标函数，并加了两道护栏（图中虚线）。实施时，她的体重曲线在第5周首次冲出护栏（目标上限），但很快便回归了。可是，好景不长，第9—12周连续4周压线，结果从第14周开始，体重曲线完全"飞"出去了（图35）。

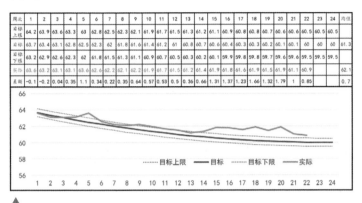

▲
图35　半途而"飞"（差额均值0.7）

怎么办？这有何难，笔者已经从理论上找到了100%成功的方法：她当前（第22周）的平均体重是60.88kg，离最终目标只差大约1kg（最后一公斤），其值和第13周目标最接近，但考虑到"拐点"是第14周，所以把第14周以后的数据删除，并把60.88作为第14周的数据（图36），然后继续进行下去……

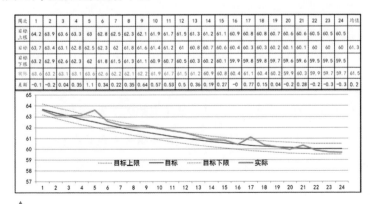

▲
图36　有志者事竟成（差额均值0.2）

C博士这个案例带有普遍性，可能很多人都会出现类似情况，所以笔者特地请她赐稿，把自己的减肥心得写下来。

从她的心得看，值得大家学习的是：

第一，严控饮食。当时她的基础代谢率是1356大卡，所以我要求她全天饮食不要超过1350克，她能认真去做。为此，她每天只吃一顿大餐，而且不惜改变爱吃面食的习惯。

第二，运动够量。按公式计算，我给她的运动量建议是每天消耗1350÷3×0.8=360大卡。这正好是快走一万步的运动量，她也做到了，坚持徒步、爬山。

第三，坚持不懈。到达目标体重后，她能继续坚持减肥期间的饮食习惯和运动习惯。

附：心理博士的减肥心得

2016年底，我从美国进修回来，发现自己胖了很多。主要原因是美国的饮食热量高，中午赶时间常常吃汉堡包，晚饭吃得晚、吃得多，后期天气寒冷也很少运动。还因为身边的胖子多，当时经常穿小码衣服，根本不会意识到自己体重超标。回国后发现好多衣服穿不下了，爱美的我下定决心要减肥。

当时黄老师正在探索数学减肥法，我请求他的帮助。他告诉我，人每天摄入的食物热量要均衡，不能超标，一旦超标就会增重，所以需要每天称重提醒自己控制饮食，再加上适量运动消耗一些多余的热量，就可以达到减肥目的。不过，欲速则不达，减得过快也不行，容易反弹而且伤身体，所以这个过程一定要循序渐进。黄老师根据我当前体重、体重指数、年龄等数据，帮我设定了目标体重，制定了一个为期半年的减肥计划。

我虽然没有严格到每餐进食前后称体重，但基本做到了每天清晨空腹称体重，以掌握体重变化，监控每天的饮食。我养成了每天只吃一顿大餐的习惯，即如果中午有饭局，则晚上吃少一点；晚上有饭局则中午简单饮食；如果中午晚上都要外出吃饭，则控制只吃八分饱，而且安排时间多运动。

　　我从小就喜欢面食，但我发现吃面食很容易发胖。为了控制体重，我改，一个月偶尔吃一顿，而且尽量中午吃。我现在已经习惯了早餐不吃面食，通常是一碗麦片营养粥加一个煮鸡蛋。只要对健美有利，习惯是可以改的。

　　对于运动，我知道跑步是最方便的运动，但我更喜欢徒步、爬山。减肥期间我坚持每天徒步1万步，每月爬山2—3次。

　　就这样，我终于减重5公斤，基本达到了之前的目标。中间有几次反弹，我注意到时间节点主要是出差和过年过节。出差是因为有的宾馆没有体重秤，再加上有时是吃自助餐，难以控制食物总量，不知不觉会吃多，而且又减少了规律运动；过年过节就更不用说了，天天聚会大餐，摄入总量也大大增多，运动也减少。因此，这些时间特别考验人的意志力，注意每餐控制6—8分饱，好吃的每样尝一点即可，不能因为好吃就吃太多。另外抓住一切机会，通过运动消耗掉多余的热量。

　　这几年我一直坚持减肥期间的饮食习惯和运动习惯，体重也一直控制在之前减到的最低体重稍微多1公斤的样子。很想再减一公斤，但发现有点难，似乎到了一个瓶颈，也许是执行黄老师的减肥理论没有完全到位。

　　总之，减肥是女人一生的任务，为了美，将减肥进行到底！

45. 减肥的要素有哪些？

2017年以来，连续不断地有同事、朋友按照笔者的"快乐数学减肥"理念减肥，效果都不错。为有利于他们坚持下去直到最后成功，同时又能帮助、指导更多的人，笔者特地设计了一份《减肥过程核心因素调查表》，这份调查表包括5个问题，下面是摘要整理的调查表答卷内容。

> **问题1：谈谈你对目标的理解与关注。**

大家普遍认同，目标就像"靶子"，最好的成绩是击中靶心，最低要求是不脱靶（和目标的差距不超过0.5kg）。

CZX：这是我的第三轮减肥行动，因此目标更为明确，必须达到最终目标才算"大功告成"。每天早晨称重是我最忐忑的时刻，如果接近或者低于目标，那整个这一天都会非常高兴，如果高于目标，就会反思找原因——有应酬、没有运动或者运动量不够、主食摄入过量、吃含糖量高的水果偏多、晚上十点以后还在大量喝茶……然后纠正，随时保持将目标瞄准"靶心"，保持对目标值近乎"偏执"的坚持，把目标值作为减肥的"信仰"。

CG：每天关注目标，并努力接近目标，我的做法是根据制定的瘦身计划，按照基础代谢率数据做好每日的饮食规划和运动，做好每天的体重记录，关注每周的体重目标值，使自己的实际体重能够在计划的目标区间内。

问题2：对饮食量如何把控？

WRC：根据年龄、目标等计算出我每天的标准饮食量是1300克，早餐、中餐、晚餐分别为300克、500克、300克，下午零食约200克。我控制饮食量的做法是：

①通过餐前餐后称体重了解每顿饭吃了多少；

②在家吃饭时通过直接称食物重量控制饮食重量；

③不具备条件称重时根据经验估算某一顿饭的重量。

可是我们经常并不是除了每日三餐什么都不吃，比如：下午茶、零食、坚果、水果等，这样每餐的重量需要给正餐以外的食物留出一定的量，以确保每日的总量不超1300克。

为了知道今天计划的总量已经用去了多少，需要从早餐开始将所摄入的食量记录在手机的记事本上，我们常常只关注正餐而忽视其他，你会难以相信两颗杨梅重60克、两个李子150克……

在你清楚地知道今天总量已用去多少时就可以及时调整，比如晚餐就必须减量了，或者轻断食吧。

我们在减肥开始阶段总担心吃得少会营养不够、会饿得心慌等，其实大可不必，养成规律，慢慢就适应了。

CG：我每天的标准饮食量是1478大卡，通过三荤七素实现1478

大卡≈1478克。我控制饮食量的做法是：

①借助健康软件了解各种食物的热量，尽量选择能量密度高食物，尽量少吃高油高糖食物；

②无法做到每顿严格给食物称重，只能通过生活化方法，如用拳头估算食物重量；

③尽量每天保证蔬菜、肉食和主食都能吃到，比例大概为4：3：3，但晚餐会减少主食的摄入比例。食物重量大概是早餐500克，午餐600克，晚餐400克。保证自己每顿能吃饱又不会超标；

④目前没有出现很饿的情况，偶尔由于中午吃粉面类的会超标，通过晚上快走或者跳操消耗。

> **问题3：谈谈你的运动类型和对运动量的把控。**

CZX：主要是慢跑、快走，每天消耗热量300—500大卡。我每天晚饭后休息半小时，然后必定快走6000到10000步，以出一身透汗为标准，如果当天饮食超量，会以快走加小跑的方式，加大运动量，达到更多消耗热量的目的。碰到下大雨不能走步，会在室内快走或者在家里的运动单车上消耗热量。

WYW：每天慢走或慢跑是最为健康、且能够让人坚持的运动方式。但我每天下班很晚，回家后要检查孩子作业、整理家务等等，直到孩子睡了才有一点运动的时间。最近接触到网络上热门的健身操，我果断决定每天晚上跟着跳操45—60分钟。

我每次跳操前会特地带好健康手环，检测自己的心率和燃脂情况，看到不断升高的燃脂量，会觉得成就满满，激励自己继续跳下去，通常一次运动会消耗热量260—300大卡。

曾经听一个医生的讲座，说对于普通人精神健康最有利的运动，是团队锻炼、骑单车和有氧体操这三项。运动时间单次不能超过60分钟，不然不仅没有更高收益，还容易产生负效应。在频次上，一周3—5天、每天1次收益最高。所有运动中只有散步的频次可以高一点，每天散步都没问题。所以我基本隔天跳一次毽子操，如果时间充足，就会连续运动两天。

问题 4：如何做到饮食与运动的平衡？

WYW：合理的饮食和运动是减肥的关键，我每天尽量保持总摄入小于总消耗，来达到减肥的效果。经过粗略统计，近期我每周平均每天大约吃1300克，每天的饮食中，蔬菜居多，少量肉类、水果，大量饮茶；每天自然消耗约1200克，通过运动消耗300克，每周大约可减重300克（0.3kg）。

CG：近期我每周平均每天大约吃1400克，自然消耗约1500克，通过运动消耗400克，每周大约可减重500克（0.5kg）。

问题 5：体重下降是否稳定？

这个问题十分重要。每天体重难免忽高忽低，所以重点检视每周平均体重是否持续下降？如果有波动，原因何在？还可检视三周平均体重的走势是否持续下降……更重要的是，每周实际平均体重是否在上限与下限之间？如有异常，应找到原因。

CZX：我目前的体重情况是在持续且稳定地下降通道中运行，偶尔有波动，个别周体重高于上周。原因是连续几天有饭局、锻炼不正常，导致偶尔超越上周的情况，但为数极少。第19周出现低于目标下限（图37），这与我减肥心切有关，还存在认为越低越好的误解。最近，我正在逐渐调整减肥速度，做到减体重不减精神，减体重不减状态，尽可能做到平稳下行，确保不发生因极速减肥而可能引发的反弹。

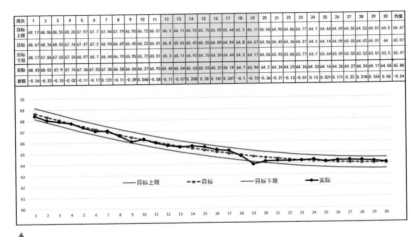

周次	1	2	3	4	5	6	7	8	9	10	11	12	13	14	15	16	17	18	19	20	21	22	23	24	25	26	27	28	29	30	均值
目标上限	69.17	68.86	68.55	68.26	67.97	67.7	67.44	67.19	66.95	66.72	66.51	66.3	66.11	65.92	65.75	65.59	65.44	65.3	65.17	65.06	64.95	64.86	64.77	64.7	64.64	64.59	64.55	64.52	64.51	64.5	66.47
目标	68.67	68.36	68.05	67.76	67.47	67.2	66.94	66.69	66.45	66.22	66.01	65.8	65.61	65.42	65.25	65.09	64.94	64.8	64.67	64.56	64.45	64.36	64.27	64.2	64.14	64.09	64.05	64.02	64.01	64	65.97
目标下限	68.17	67.86	67.55	67.26	66.97	66.7	66.44	66.19	65.95	65.72	65.51	65.3	65.11	64.92	64.75	64.59	64.44	64.3	64.17	64.06	63.95	63.86	63.77	63.7	63.64	63.59	63.55	63.52	63.51	63.5	65.47
实际	68.43	68.03	67.9	67.74	67.36	67.03	67.06	66.58	66.27	65.93	65.69	65.54	65.63	65.53	65.19	64.7	63.94	64.2	64.24	64.23	64.24	64.33	64.16	64.26	64.27	64.24	64.17	64.06	65.88	
差额	-0.24	-0.33	-0.15	-0.02	-0.11	-0.17	0.121	-0.11	-0.39	0.048	-0.08	-0.11	-0.07	0.208	0.28	0.181	0.247	-0.1	-0.73	-0.36	-0.21	-0.13	-0.01	0.13	0.021	0.171	0.22	0.218	0.164	0.06	-0.04

图例：——目标上限　－■－目标　——目标下限　—●—实际

图37　30周减5kg（体重降比7.2%，差额均值-0.04）

152

46. 为什么要预测体重？

有人不理解，不就减肥吗，干嘛弄这么大动静？这么多概念、表格、数据，还有函数、公式……可是，如果没有这些东西，只记录体重数据，那么数据分析很难深入，预测无法实现。没有预测，便没有及时调控，减肥进入低谷时很容易失去信心。

在漫长的减肥过程中，我们会遭遇各种困难、挫折的考验，受到各种不利因素的影响，忍受重复枯燥的饮食、运动，所以特别需要经常性的肯定和获得感，而预测体重正好能满足我们的需求，不断强化我们的成功欲，让我们兴奋起来。

那么，怎样去预测体重呢？

借助目标函数。以笔者为例，只需考虑如下三个目标函数：

一周平均体重：$W_1(t)=0.0037t^2-0.3848t+72.8$，$t$单位是周；

三周平均体重：$W_3(t)=0.033t^2-1.1766t+73.2$，$t$单位是3周；

九周平均体重：$W_9(t)=0.3t_2-3.73t+74.4$，t单位是9周。

其中$W_1(t)$是由用待定系数法确定的；$W_3(t)$是由$W_1(t)$作变换$t{\rightarrow}3t-1$得到的；$W_9(t)$是由$W_3(t)$作变换$t{\rightarrow}3t-1$，或者由$W_1(t)$作变换$t{\rightarrow}9t-4$得到的。

减肥过程中体重不会一直下降，它一定有底线，底线到达前后难免出现轻微的反弹。确切地说，先是周平均体重一路下降，周平均体重首次出现轻微反弹之后，需要关注三周平均体重的下降情况；三周平均体重首次出现轻微反弹之后，又需要关注九周平均体重的下降情况。只要三周或九周平均体重还在下降并符合目标，即便周平均体重出现轻微反弹也无大碍。

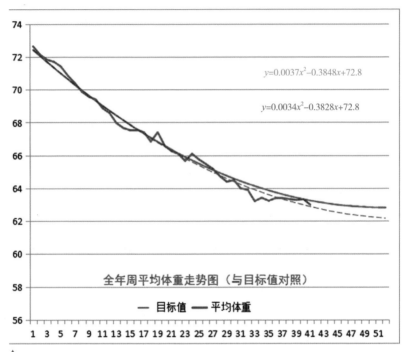

图38　下沉的趋势线（减多了）

用目标函数预测体重的一个重要技巧，是借助Excel表格，做出体重曲线（走势图）的趋势线，通过观察趋势线与目标函数的契合情况，对未来的减肥方案作出必要的调整。

以笔者的周平均体重走势图为例。如图38，蓝色实线是目标函数图像，红色实线是实际体重曲线（走势图），红色虚线是体重曲线的趋势线[1]，这条趋势线右端沉在目标线下方，意味着前几周减得太猛了，应该少减一点，回到目标轨道上来。

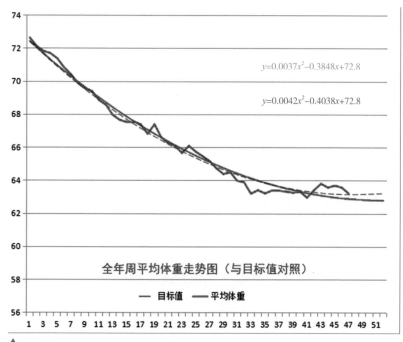

$y=0.0037x^2-0.3848x+72.8$

$y=0.0042x^2-0.4038x+72.8$

全年周平均体重走势图（与目标值对照）

—— 目标值 —— 平均体重

▲
图39　上飘的趋势线（反弹了）

再看图39，趋势线右端飘在目标线上方，意味着最近几周出现了反弹，必须控制住。

趋势线与目标函数图像契合度越高，减肥效果越好。这正是观察趋势线、预测体重、调控减肥策略的意义所在。

1　作趋势线的程序是：用鼠标左键点击中体重曲线，点击右键则可看见"添加趋势线"条目，再用左键点击这个条目便会出现线性的趋势线。接下来需要设置趋势线格式，把"线性"改为"多项式（2次）"……

47. 如何做数据分析?

数据分析的主要作用是：①找到规律；②发现问题；③便于预测；④做出决策。数据分析的前提条件是设计必要的表格，采集所需数据，分类建立属于自己的数据库。

先以笔者的减肥数据为例，解读前言中列举的三个表格：

表16　体重、腰围等动态数据采集表

累计时间	体重kg	身高m (H)	BMI	腰围m (C)	C/H	臀围m	腰臀比	体脂率	达标情况
0周	72.8	1.69	25.5	0.90	0.53	0.99	0.909	21.8%	都不达标
13周	68	1.69	23.8	0.86	0.51	0.95	0.905	19.6%	部分达标
21周	66.3	1.69	23.2	0.845	0.5	0.95	0.889	18.6%	都达标
27周	65	1.69	22.8	0.835	0.49	0.95	0.879	18.0%	都达标
31周	64	1.69	22.4	0.825	0.49	0.94	0.878	17.3%	都达标
48周	63	1.69	22.1	0.82	0.49	0.94	0.872	17.1%	都达标
52周	62.8	1.69	22.0	0.815	0.48	0.94	0.867	16.6%	都达标

表16是笔者在减肥过程中的体重、腰围等动态数据，从中看出：减肥进行到第13周，BMI值和体脂率同时达标；进行到第21周之后，BMI值、腰围与身高的比值（C/H）、腰臀比、体脂率4项指标全都达标（相关标准参见第9节）。可见按照"滑梯减肥法"和适度、有序、均

衡三个原则进行，能够实现体重、腰围、体脂率同步下降，不必另想办法减腰围和体脂率。

从表17看到，经历一年减肥过程，笔者的基础代谢率下降了大约10%：按热量（大卡）计算，下降的幅度是1-1422/1566=9.2%；按重量（克）计算，下降的幅度是1-1600/1800=11.1%。

表17　基础代谢率数据采集表

算法	计算公式	时间段	数量	单位
通用算法	女性：Q=661+9.6×体重(kg)+1.72×身高(cm)−4.7×年龄			
	男性：Q=67+13.73×体重(kg)+5×身高(cm)−6.9×年龄	减肥前	1566	Kcal
		减肥后	1422	Kcal
创新算法	W=(晚上临睡前体重-早上起床后体重)÷睡眠时数×24	减肥前	1800	g
		减肥后	1600	g

而且还知道，笔者在减肥前每天可吃1800克，减肥后只需吃1600克。全年笔者的日均饮食量是1510克。同样吃1510克，开始觉得饿，后来觉得正好，原因就在于基础代谢率下降了：

基础代谢率=1800克，饱和度=1510÷1800×7=5.87；

基础代谢率=1600克，饱和度=1510÷1600×7=6.61。

表18　饮食量、运动量等基础数据采集表

变量	计算公式	时间段	数量	参考值
饮食饱和度	x=当天饮食总量(g)÷基础代谢率(g)×7	上半年	5.56	6
		下半年	6.18	6
运动量	y=当天运动消耗热量÷慢走1万步消耗热量	上半年	1.20	1.5
		下半年	1.74	1.5
减肥自变量	$\triangle x=x-y-6$	上半年	−1.64	−1.5
		下半年	−1.56	−1.5

表18的数据来自第41节表15。

上半年、下半年减肥自变量 $\triangle x$ 的值都接近饮食与运动的平衡点–1.5，这正是笔者减肥成功的关键因素。(参阅第12节)

此外，我们还需要如下表格：

（1）"七点精准减肥"数据采集表

表19涉及饮食量（饱和度）、运动量、体重等关键数据，其作用是精确地控制饮食量、运动量，从而促使体重下降。

表19　三周一结"七点精准减肥"数据采集表

日期	饱和度	运动量	早晨体重	早饭后的体重	午饭前的体重	午饭后的体重	晚饭前的体重	晚饭后的体重	睡前体重	一周平均体重
01										
02										
03										
04										
05										
06										
07										
08										
09										
10										
11										
12										
13										
14										
15										
16										
17										
18										
19										
20										
21										
平均										

有了这个表，我们可以得知：

A.三餐的饭量，全天的饭量，并算出饱和度x；

B.全天的运动量（单位为大卡），可折算出慢走万步数y；

C.减肥自变量$\triangle x=x-y-6$的值，可判断饮食与运动平衡情况；

D.睡眠期间体重消耗情况，按创新算法算出基础代谢率；

E.运动量对体重消耗的影响。

（2）单日体重记录详表

单日体重记录可按每周一行制表（表20），也可按三周（21日）一行制表（表21），其中极差、方差两列数据不可忽视。

表20　单日体重记录详表

周次	周日	周一	周二	周三	周四	周五	周六	平均	极差	方差
01周										
02周										
03周										
……										
54周										

表21　单日体重记录详表

周期	日	…	六	日	…	六	日	…	六	平均	极差	方差
01—03												
04—06												
07—09												
……												
52—54												

表20行数比较多，其优点是便于及时掌握本周体重极差（衡量离散度）、方差（衡量稳定性）；表21行数比前者少了三分之二，使用较方便，尤其便于"三周一结"。

对于表21，还可选中数据，插入折线图，借助折线图直观地看到体重的变化情况（图40）。

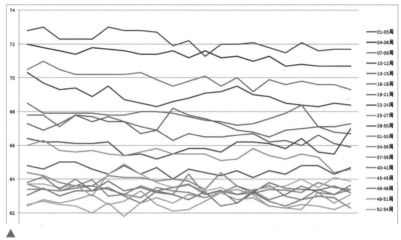

图40　本书作者单日体重走势全图（三周一"线"）

(3) 各周平均体重一览表

表22是极为重要的一份表格。通过各周平均体重的实际值与目标值的比照，结合对应的折线图，可以看出我们的体重轨迹（曲线）是否贴近目标轨道，体重轨迹（曲线）是否夹在上限、下限双轨之间。（参阅第16节图11—13）

表22　各周平均体重一览表（实际值与目标值比照）

周次	1	2	3	4	5	…	$n-1$	n	均值
目标上限									
目标值									
目标下限									
实际值									
差额									$f(n)$

也可以通过最后一行的差额（实际值减去目标值）数据，分析体重走势情况：差额为正表示在目标上方，差额为负表示在目标下方；差额的绝对值大于或等于0.5，表明你的体重数据"压线"或"脱轨"，必须赶紧回归。

各周体重差额全为正数或全为负数，都不妥当，应该有正有负才好（等于0更好）。特别值得关注的是差额的平均值$f(n)$，这个"差额均值"越接近于0越好，它标志着体重实际值与目标值的总体契合度。

（参阅第35节"鞭策：目标趋近度"）

参照表22，还可以制出三周、九周平均体重一览表。

（4）饮食、运动、体重综合评价表

表23是一份综合评价表，是表19—22的汇总，也可以制成第41节表15所示的竖表。表中的体重变化ΔW，是指本周期平均体重与上一周期平均体重之差，第一周期的体重变化值是第一周期平均体重与准备周初始值之差。仔细分析Δx、ΔW两行数据，不难发现它们应该是同频共振的。

表23　饮食、运动、体重综合评价表（三周一结）

周期	1	2	3	…	16	17	18	均值
饱和度x								
运动量y								
$\Delta x=x-y-6$								
平均体重								
体重变化ΔW								
极差								
方差								

关于数据分析，上述介绍结合制表说了一些。总体而言，我们的数据分析要围绕"一个差距、一个关系"：

一个差距：实际体重与目标体重的差距，这个差距（绝对值）越小越好，最大不能超过0.5kg；

一个关系：体重变化量ΔW与减肥自变量$\Delta x=x-y-6$的关系，它们应该是同号的，它们的商$k=\Delta W/\Delta x$值得研究。

下面再举两个体重数据分析的例子。

例1 分析前20周体重数据，我发现了一个规律：一旦某日体重创最低纪录，则顶多相隔三周的周平均体重接近或低于这个纪录。前20周的数据都符合这个规律，如第20周某日首次出现66.3kg，第21周平均体重66.26kg。第21周某日再次刷新单日体重纪录65.9kg，于是笔者很有把握预测：早则第22周晚则第24周平均体重接近或低于66kg。后来的情况证实了这一预测：第22周平均体重66.09，第23周平均体重65.66。

例2 分析第25—48周共24周"七点精准减肥"采集的海量数据时，通过计算平均值得知：

A.早餐0.36kg，午餐0.525kg，晚餐0.625kg，三餐饮食量之比约为4:5:6。

B.饱和度为$x=6.13$；运动量为417.5大卡，折算为万步数得$y=417.5/240=1.74$；减肥自变量$\Delta x=x-y-7=-1.61$。

C.两餐之间上午体重自然消耗仅0.002kg，下午体重自然消耗0.2kg；晚饭后到睡前，通过运动体重下降0.7kg（其中也有少量属于自然消耗）；睡眠期间体重自然消耗0.6kg（关联到基础代谢率）。可见晚饭后的运动对减肥很重要。

笔者有一个新观点：胖瘦的界定，核心指标不用看体重指数、腰围，也不用看体脂率，只需看肚皮弧度。

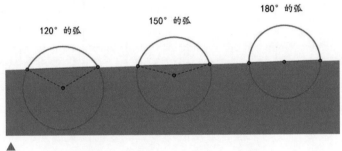

▲ 图41　三种"肚皮弧度"示意图

如图41，凭直觉判断，肚皮成 120°弧线，体重在正常值范围；肚皮成150°弧线，已经超重；肚皮成180°弧线，属于肥胖。可是，怎么确定自己的肚皮是多少度的弧线呢？

对此笔者有简便解法：建立一个数学模型，把人体腰部横截面看做弓形[1]，后腰（近似线段）是弓形的弦，称为后围；肚皮是弓形的弧

1　撑开的肚皮像树叶上的露珠一样自然选择"最小边界"呈圆弧形，与后腰构成"弓形"。

线，称为前围。两者分界点（两手叉腰时虎口与腰的接触点）是两腰端点；前围与后围长度之和等于腰围。

定义：腰部凸起率=前围/后围。

只看腰部凸起率，就知道肥胖与否以及肥胖的程度。

设肚皮弧度为2α（$0<\alpha<\pi$），腰部凸起率为p（$p>1$），则p是α的函数，这个函数显然是单调增加函数。

表24显示了p与2α的部分对应值（前2行是2α的部分特殊值，第5行是对应的p值）：

表24　p和2α的对应值（部分特殊值）

2α角度	60°	90°	120°	150°	180°	210°	240°
2α弧度	π/3	π/2	2π/3	5π/6	π	7π/6	4π/3
弧长	π/3	π/2	2π/3	5π/6	π	7π/6	4π/3
弦长	1	√2	√3	(√6+√2)/2	2	(√6+√2)/2	√3
比值p	1.047	1.111	1.209	1.355	1.571	1.897	2.418

一般地，我们来推导p与α的函数式。令前围长度为L，后围长度为b，弧线所在圆半径为r，则由$L=2\alpha r$，$b/2=r\cdot\sin\alpha$，得$p=L/b=2\alpha r/2r\sin\alpha=\alpha/\sin\alpha$。

公式28：腰部凸起率p=前围长度L/后围长度b。

公式29：$p=\alpha/\sin\alpha$。α表示肚皮弧度的一半（$0<\alpha<\pi$），p表示腰部凸起率（$p>1$）。

没想到腰部凸起率是一个如此简洁的函数。函数$p=\alpha/\sin\alpha$的定义域是$0<\alpha<\pi$，值域为$p>1$，其图像如图42所示。

以肚皮的弧度2α为主元，经初步测算，胖瘦界定标准是：

$\pi/2 \leqslant 2\alpha < 5\pi/6$（90°—149.9°）为正常；

$5\pi/6 \leqslant 2\alpha < \pi$（150°—179.9°）为超重；

$2\alpha \geqslant \pi$（180°以上）为肥胖；

$2\alpha < \pi/2$（不到90°）为偏瘦。

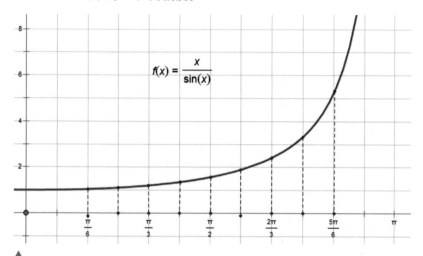

$$f(x) = \frac{x}{\sin(x)}$$

▲
图42　函数$p=\alpha/\sin\alpha$的图像

以腰部凸起率p为主元，对应的胖瘦界定标准[1]是：

$1.111 \leqslant p < 1.355$为正常；

$1.355 \leqslant p < 1.571$为超重；

$p \geqslant 1.571$为肥胖；

$p < 1.111$为偏瘦。

例如，减肥前笔者的腰围是92cm，其中前围是55cm，后围

1　笔者选取了约100个样本，把测算所得腰部凸起率与BMI值进行比照，两者契合度非常高。为慎重起见，这个标准尚需进一步论证。

是37cm，腰部凸起率为p=55/37=1.486，属于超重；减肥后笔者的腰围是83cm，其中前围是46cm，后围是37cm，腰部凸起率为p=46/37=1.243，属于正常。

美中不足的是，公式28和体重无关，只能用来衡量胖瘦程度，不能用来测算"应减体重"。除非我们能研究出腰部凸起率p与体重W（或BMI）的关系[1]，才能彻底摒弃BMI不用。

1　猜想：p=BMI/17=W/17H^2，或者p=BMI/17=$2C \cdot W/17H^3$，其中H表示身高，C表示腰围，单位为米。这个猜想尚待进一步研究和论证。

按p=W/17H^2，我们有W=17$p \cdot H^2$。身高H不变时，W与p成正比。

减肥十大定律

第一定律： 远离自助餐。(第10节)

第二定律： 循序渐进（体重差额≤0.5kg）。(第11节)

第三定律： 慢吃六分饱，快走一万步。(第12节)

第四定律： 数据引导行为。(第二章)

第五定律： 一人三秤，每天称体重。(第19节)

第六定律： 全天饮食所含热量≤基础代谢率。(第20节)

第七定律： 食物热量(大卡)≈食物重量(克)。(第20节)

第八定律： 三荤七素。(第21节)

第九定律： 每一滴水都带着穿透的力量。(第三章)

第十定律： 回到"拐点"重新出发。(第34节)

▌主要概念索引

实验数据清单

实验数据1：多吃100克米饭=增加慢跑1500步=增加快走3000步=增加慢走4500步。（第10节）

实验数据2：慢跑1000步，约消耗72大卡热量；快走1000步，约消耗36大卡热量；慢走1000步，约消耗24大卡热量；碎步1000步，约消耗18大卡热量。

这组数据因人而异，确有必要引用，可做如下变通：

慢跑1000步，消耗热量约为体重的1.08倍；

快走1000步，消耗热量约为体重的0.54倍；

慢走1000步，消耗热量约为体重的0.36倍；

碎步1000步，消耗热量约为体重的0.27倍。

简言之，慢跑=快走×2=慢走×3=碎步×4。或者表述为

慢跑∶快走∶慢走∶碎步=1∶1/2∶1/3∶1/4。（第12节）

实验数据3：全天多吃1分饱=多走（慢走）1万步。

早餐多吃1分饱=多走（慢走）1000步；

午餐多吃1分饱=多走（慢走）3000步；

晚餐多吃1分饱=多走（慢走）6000步。（第12节）

第8节

公式1：BMI=体重（kg）÷身高（m）的平方。

公式2：BMI=体重（kg）×腰围（m）×2÷身高（m）的立方。

公式3：健康腰围≤身高的一半。

第12节

公式4：全天饱和度x=早餐饱和度×0.1+午餐饱和度×0.3+晚餐饱和度×0.6。

公式5：全天饱和度x=（当天饮食总量/基础代谢率对应的饮食量）×7。

公式6：饮食与运动的平衡方程为$y=x-4.5$，x表示全天饮食饱和度，y表示对应的运动量（慢走万步数）。

第13节

公式7：$i≥22$时，$f(i)=320-10i$；$i<22$时，$f(i)=(50i-200)/9$。i是体重指数，$f(i)$是男士身材得分。

公式8：$i≥20$时，$f(i)=300-10i$；$i<20$时，$f(i)=12.5(i-12)$。i是体重指数，$f(i)$是女士身材得分。

第14节

公式9：目标体重(W_1)=目标BMI值×身高(m)的平方。

公式10：应减重量($\triangle W$)=当前体重(W_0)-目标体重(W_1)。或者$\triangle W$=（当前BMI值-目标BMI值）×身高(m)的平方。

公式11：体重降比$q=\triangle W/W_0$，$\triangle W$表示应减重量，W_0表示当前体重。（标准：一年内$q\approx13\%$）

公式12：体重降比q=1-目标BMI/当前BMI。

第15节

公式13：所需时间t（周）=400q，$q=\triangle W/W_0$表示体重降比。

第16节

公式14：目标函数$g(x)=ax^2-2atx+W_0$，其中$a=\triangle W/t^2$，自变量x为1到t之间的任意整数。

第18节

公式15：$f(n)=\left(7W-\sum_{i=1}^{n-1}W_i\right)/(8-n)$。$f(n)$表示某周第$n$天目标体重，$W$表示该周目标体重，$\sum_{i=1}^{n-1}W_i$表示该周前$n-1$天实际体重之和，$8-n$表示该周剩下的天数。

第20节

公式16：（通用算法）：女性基础代谢率(大卡)=661+9.6×体重(kg)+1.72×身高(cm)-4.7×年龄；男性基础代谢率(大卡)=67+13.73×体重(kg)+5×身高(cm)-6.9×年龄。

公式17：（创新算法）：基础代谢率(克)=连续21天"（晚上临睡前体重-早上起床后体重）÷睡眠小时数×24"的平均值。

公式18：总体饮食热量值Q^*（大卡/100克）=基础代谢率Q(大卡)÷基础代谢率W(克)×100。

公式19：基础代谢率Q（大卡）≤基础代谢率W（克）。

第21节

公式20：高热量∶中热量∶低热量∶微热量=1∶2∶3∶4。

第23节

公式21：运动消耗热量(大卡)≈三餐平均饮食量(克)×0.8。

公式22：晚饭后运动消耗体重（预测）=运动前体重−第二天目标体重−运动起始到第二天起床期间自然消耗的体重。

公式23：通过运动消耗0.5kg=慢走2000步+快走4000步+慢跑4000步=慢走20000步。

公式24：$W=0.625Q^2+0.75Q$，Q表示运动产生的热量（千大卡），W表示由运动所消耗的体重（千克）。

第24节

公式25：运动效能$r=yQ/16t^2$，其中t为时量（分钟），y为数量（步）、Q为质量（消耗热量大卡数）。

第27节

公式26：单日体重底线≤一周平均体重底线≤三周平均体重底线。（三种底线不一定出现在同一周期内）

第41节

公式27：设有数据x_1，x_2，…，x_n，$X=(x_1+x_2+\cdots+x_n)/n$，

极差$A=\max\{x_1,\ x_2,\ \cdots,\ x_n\}-\min\{x_1,\ x_2,\ \cdots,\ x_n\}$；

方差$S=[(x_1-X)^2+(x_2-X)^2+\cdots+(x_n-X)^2]/n$。

第48节

公式28：腰部凸起率$p=$前围长度$L/$后围长度b。

公式29：$p=\alpha/\sin\alpha$。α表示肚皮弧度的一半（$0<\alpha<\pi$），p表示腰部凸起率（$p>1$）。

主要参考文献

1.黄国辉、蔡铁主编:《锤镰铸标杆——全国"党建标杆院系"建设的思考与实践》,北京:中央编译出版社2020年版。

2.黄国辉主编:《绽放的火花——"活动思政"与思政活动》,北京:中央编译出版社2020年版。

3.马希文:《数学花园漫游记》,北京:中国少年儿童出版社1980年版。

4.吴军:《数学之美》(第三版),北京:人民邮电出版社2020年版。

5.邱锦伶:《吃到自然瘦》,长沙:湖南科学技术出版社2018年版。

6.深圳信息职业技术学院体商课题组:《体商与思政教育》,北京:人民体育出版社2020年版。

7.冯雪:《冯雪科学减肥法》,上海:上海交通大学出版社2022年版。

8.邱超平:《减脂生活:基础代谢减肥法》,北京:北京联合出版公司2021年版。

9.仰望尾迹云:《这样减肥不反弹》,北京:电子工业出版社2018年版。

10.萨巴蒂娜主编:《减肥就是好好吃饭》,北京:中国轻工业出版社2021年版。

11.〔英〕汉娜·弗莱著:《爱情数学》,汤珑译,北京:中信出版集团2016年版。

12.〔英〕亚伦·卡尔:《这书能让你戒烟》,严冬冬译,北京:中华工商联合出版社2017年版。

13.〔法〕贝娜黛·德·加斯奎:《一把椅子练出好身材》,张颖绮译,南宁:广西科学技术出版社2014年版。

14.〔美〕约翰·瑞迪、埃里克·哈格曼:《运动改造大脑》,浦溶译,杭州:浙江人民出版社2013年版。

15.〔英〕保罗·弗伦奇、马修·格莱博:《富态:腰围改变中国》,贾蓓妮、关永强译,杭州:浙江大学出版社2012年版。

16.〔美〕伊芙琳·特里弗雷、埃利斯·莱斯驰:《减肥不是挨饿,而是与食物合作》,柯欢欢译,北京:北京联合出版公司2017年版。

17.〔美〕雅各布·威尔森、莱恩·罗力:《生酮!》,乔鹏译,北京:北京科学技术出版社2021年版。

18.人民日报微博:《数学到底有多重要?这个学科影响国家实力》,学习强国,2019年7月22日。

19.小大夫漫画:《这款主食是真正的减肥利器,但很多人都不知道怎么吃》,学习强国,2019年10月24日。

20.科普中国:《减肥并非越瘦越好,如何减重最科学?》,学习强国,2019年10月29日。

21.张宇:《关于减肥瘦身,这些你必须知道的事》,学习强国,2019年12月5日。

22.光明网:《每日健康问答|睡觉能减肥吗?》,学习强国,2020年12月22日。

23.中国互联网联合辟谣平台:《每日辟谣|"轻食"减肥又健康?

不一定》，学习强国，2021年3月11日。

24.人民卫生出版社：《每日健康问答|怎么吃才算"低脂饮食"？》，学习强国，2022年1月19日。

25.朱丹华、蔡一苇：《不想运动强度太大，试试走路减肥小技巧》，学习强国，2022年5月5日。

26.中国互联网联合辟谣平台：《关于减肥的真相，一起来看》，学习强国，2022年6月18日。

27.张仁美：《晚上锻炼更减肥？早晚运动减重差异不大》，学习强国，2022年8月6日。

28.白璐：《用"168间歇性断食法"减肥，一日吃两餐，靠谱吗？》，学习强国，2022年10月19日。

29.科普中国：《为了减肥而不吃晚餐，真的靠谱吗？》，学习强国，2022年11月3日。

30.李桢、张驰翔：《男女体质不同，减肥效果有差异》，学习强国，2022年12月16日。

后记

2016年8月11日，减肥实验快满三个月时，笔者在减肥日记中记录了这样一件事：

外甥女丹丹也在减肥，她在医院工作，自然用医学方法减肥，效果也不错。可是，昨晚她来我家，一进门就大喊："舅舅，同样减肥，为什么你的体重一直下降，而我却反弹，这是怎么回事？"我得意地回答："在减肥这件事上，'医学'干不过'数学'。"

外甥女对本书起到了不可替代的作用。虽然本书极少涉及医学知识，但由于她的帮助，避免了犯医学常识性错误。

这是一本讲减肥的书，其本身便经历了一次"减肥"过程。书稿于2021年寒假仅用21天时间初步完成，当时篇幅也就240多页，不算厚；但为了让读者省时省钱，笔者殚精竭虑对书稿进行了大刀阔斧的"减肥"，砍掉了三分之一的篇幅。

笔者亲身体验并研究减肥，起源于对"体商"的关注，初衷是为了解决深圳信息职业技术学院早起训练营、快乐减肥团等多个体商社团胖子们的痛点和焦虑。

本书的付梓，要特别感谢学校党委副书记张武同志，他在身体力行这一方法的过程中，为其理论的完善、方法的改进、成果的转化、运用的推广，提出了许多宝贵的意见。

广东省政协委员、广东省总商会副会长、深圳市中航健康时尚集团董事长王岚博士欣然为本书作序，她的热情褒奖和改进建议为本书增色不少，深表敬意和谢意。

感谢中央编译出版社李媛媛老师，她是本书原稿的最早读者，对本书的写作、润色、完善提出了重要的指导意见。

感谢参与本书审校的王瑞春教授、程建伟博士以及陈正学、马国栋、弓晓军等同志；感谢为本书写作、出版建言献策的蔡铁、王寅峰等同志；陈正学、王瑞春、程建伟、王艳伟、陈淦、刘韵嫣等同志提供了部分素材，陈鸿英、王永伟、廖宇晴等同志做了许多细致的校对工作，在此一并致谢。

值得提醒的是，有关减肥的谣言特别多，切不可受其误导，建议读者多看学习强国平台健康栏目发布的减肥文章，参考文献中列举了一些，供读者查阅。本书引用了网络上的一些颇有意思的图片、文字、数据，尽量注明其出处，但有些因为难以溯源只是笼统地注明"来自网络"，特此说明并对原作者致谢。

但愿这本小书能引起数学、减肥学等专业领域的关注，更希望引起广大读者对数学模型和数学方法的兴趣，更加重视数学在各个领域的作用，尤其是重视数学对减肥学的影响和作用。同时，期待这本小书能给减肥奋斗者一些实际的帮助，让他们真正体验到减肥是容易的、快乐的。

这次写作是笔者初次涉及完全陌生的领域，虽数易其稿、反复打磨，仍有担心，祈望广大读者指正。

黄国辉

2023年2月24于深圳